越專注越安寧

瑜伽與冥想，從塵心到單心

○木 著

冥想到底想什麼？禪修又在修什麼？

深入理解瑜伽精髓，提升健康與幸福感
從焦慮到靜慮，探討身、心、靈的多重層面
一堂修行課＋九式瑜伽功，以「溫暖與寧靜」與你結緣

目 錄

▌ 六、冥想，從纏心到禪心

▌ 七、在愛中修行

▌ 附錄　九式瑜伽功

序：把瑜伽的事，變成人生的事

一個寧靜的早晨，禪坐後，我從禪堂出來，照樣打開音樂，慢慢地做早餐。心沉靜時，吃碗蔬果都有靜謐的光澤。清晨時，我多半會選擇沉靜溫婉的音樂，窗外時有鳥鳴，像禪修後的呼吸，綿綿密密、若有若無的，讓人沉浸在當下的事情裡。

伴著呼吸和寧靜感受開始的一天，會讓心如同經過晨光的洗禮，帶著明亮與清安、虔敬與平常。走出房門開始待人接物時，我也會比從前擁有更舒展的面容、更冷靜的觀察與更善意的交流。隨著這些年瑜伽與禪修的持續練習，我漸漸領悟：覺知，應該是自己生命的核心，而自己一直持續練習的這些古老的動靜功法，也是為了讓心每一天能從覺知出發，如實地觀看、參與、提醒，並懂得什麼時候該停下來。如果帶著覺知，這一天或許事務忙碌，卻可以讓悠閒的心忙而不亂，沉而不墜；這一天或許清閒無事，卻可以讓警覺的心閒而不散、輕而不浮。

從最初慢慢悠悠地開始、斷斷續續地習練，到把每天的獨處時間交給瑜伽與禪修，我已經堅持二十年了。我的體重從起初的 70 公斤減到了 55 公斤；整個人的面相也舒展和悅了；氣色也從過去不健康的黯黃變得紅潤透著光亮。練習時間越久，方法越駕輕就熟，對於修行反而越來越不敢鬆懈了，甚至會把自己某一天的煩憂，歸咎於今天在禪坐墊上最後那十幾分鐘的偷懶與放棄。很有趣的是，自己在瑜伽中那顆跳動不安和昏沉懶惰的心，其實就是每一天、每一刻面對種種生活事務的那顆心。

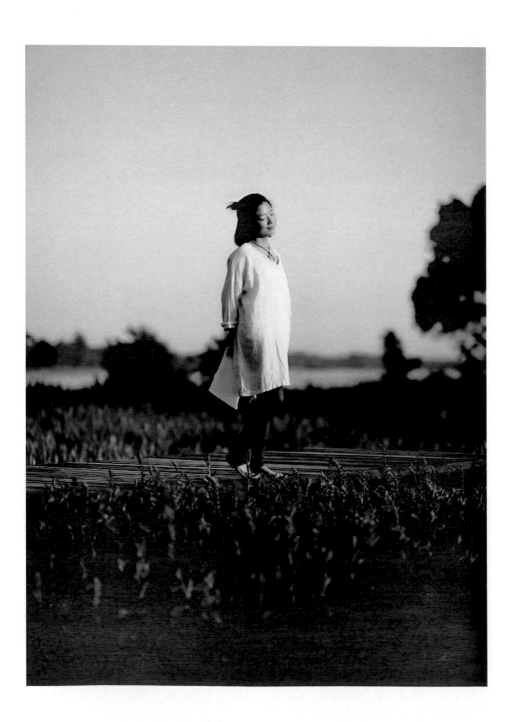

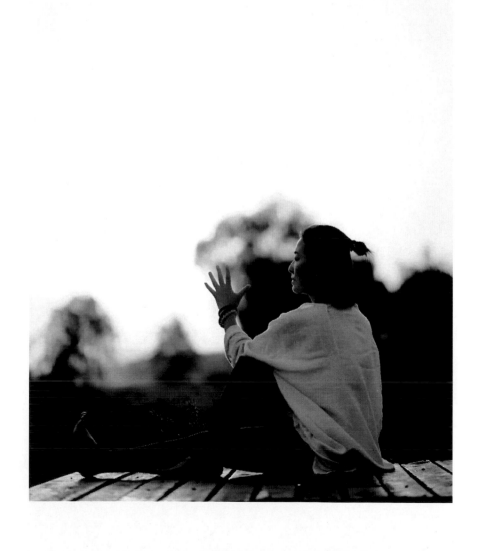

在修行中找藉口不想繼續做下去的念頭，與日常生活中總想尋找新鮮刺激、不安於現狀、放任懶惰的習氣，其實是一樣的；在練習中總想挑戰更難的動作和更標準的身材，和日常工作中缺少自信卻總想比較競爭、缺少安全感的心，也是同一的。日常身心受苦的那些根源，原來不是某個人某件事，而是一直以來的習氣與觀念。

修行讓人越來越明晰地看清自己，甚至有時都會不好意思，但我盡量不去指責自己。我們每個人都是這樣，困在了自己製造的問題裡，解決一個問題又生出更多的問題。幸好遇見了瑜伽，遇見了一路指導自己的明師，開啟了這趟歸零的旅程，越往前走，越向內看。

修行是超越大腦學習與想像的，日復一日地精勤持續，忽然有一天身心會體驗到鬆動的空間，變得更加明亮並敞開，知道觀照、反思、懺悔，好像生活的一切視角開始改變了。真正的修行這才剛剛開始。這時，也才理解「生活即修行」的寓意。一切都不是說出來的，而是做出來的。

所以，起初是我在堅持練瑜伽，後來就是瑜伽在堅持推動我了。就如同每天需要用水洗淨臉龐，感到清涼並保有清醒；瑜伽與禪修，便是每一天對身心能量的淨化與激發，帶著覺知，專注與放鬆地投入生活。修心，非得日復一日不可。

修行就是一場換心術 —— 從纏心，到禪心。

牟木
於北京歸零靜修小院

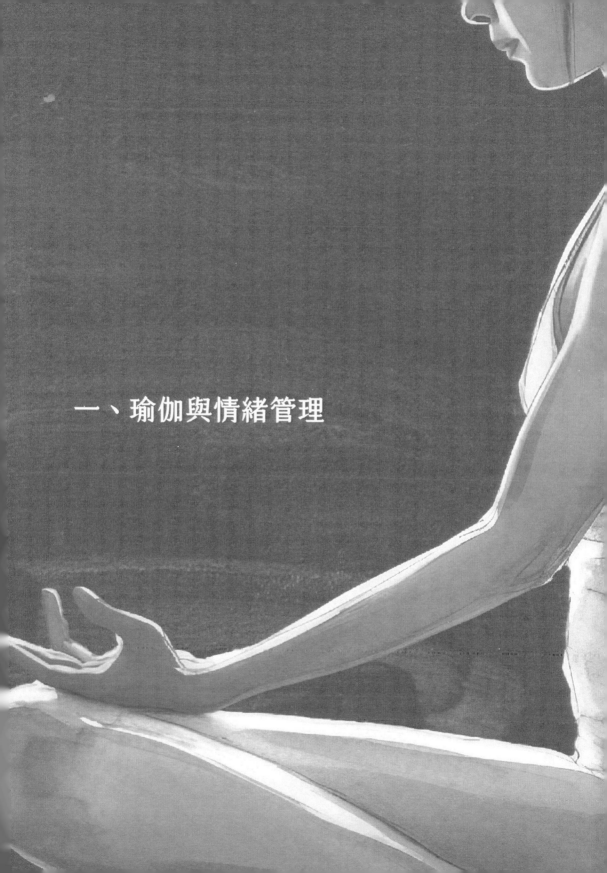

一、瑜伽與情緒管理

說「太極」，做「太急」

有一天和朋友說起一個人，我隨口說：「過去的事，我總懶得想，就讓它過去吧。」回來後思考了一下，我發現自己有點改變了。從前總喜歡抓著一些記憶不放手。美好的，怕失去了，不捨得忘記；不堪的，又總是想方設法繞道走，偏偏越繞道越忘不了。自己覺得正確的就要認真執守，一本正經地宣說，恨不得讓每個人都明白、都認同。人家不理解、不認同的，自己心裡就會貼個標籤「這人和我們不是一類人」、「這人不行」，日後當和其他朋友談起此人時，就會分明地亮出觀點，說出那人的種種以獲得面前這個人的認同，期待某種安全感。

現在，我覺察到自己偶爾還會這樣。但基於長期的禪修，天天在瑜伽中鬆開身體的界限感，在禪坐中看見自己的起心動念，我漸漸培養出對自己旁觀的能力。再和朋友因為觀點不同要辯駁的時候，旁觀的「我」就會忽然跳出來，看看此刻的自己認真嚴肅非要證明什麼的樣子，還蠻可笑的，也就欲言又止了。一次次的欲言又止，並沒有讓我變得壓抑，反而感受到了沉默的美感。木心先生說：「人之一生必須說清楚的話實在不多。」

「有那麼嚴重嗎？」這是我常問自己的第一個問題。這就把自己問倒了，於是不願意繼續爭辯下去。這些原本可能繼續下去的爭執和煩惱，隨著這一問，也就減卻了，轉向下一件事情時，便能更投入，心裡沒殘留太多執著，反而有一股輕鬆之感，覺得自己又把那個特別當真、計較的自我馴服了，這便是生活裡的禪修吧。

有意識地這樣練習，剛開始是有點彆扭的，如同每天習慣了順著一條路走，忽然有一天換路線了，多少都需要幾次走回老路、掉頭重來、

慢慢習慣新路的過程。慢慢地，新習慣徹底取代了老習慣，也就適應了。所以改習氣不能急，要給自己一點時間來適應，出了錯就重新改正，但不能要賴放縱自己。

修行就是修正自己的行為習慣，日復一日地，慢慢來。長此以往，我們發現自己不那麼在意別人怎麼看自己了，也就不那麼爭強好勝了。如果對方因為一些事和我爭辯、鬧情緒，我就只管住自己別鬧情緒，就事論事地解決；如果對方繼續冷眼相對，對我的看法並不接受，自己也別太緊追不捨，非要爭個對錯高下不可，過段時間再說。

這樣，寬容就會慢慢產生。反思過去，其實很多事沒做成，很多人沒留下，就是自己當時太著急想要結果了，太想證明自己了。當下努力過了，就留給時間吧。隨著因緣，聚聚散散。

「急什麼啊？」這是我常問自己的第二個問題。生活裡似乎所有的工作、生活，從一制訂計畫開始，就被「趕快完成」推動著。緊迫感不是由於真的沒時間，而是著急。整個人變得焦慮、恐慌，行為粗枝大葉，不能真正專注做好眼下的事，對自己和家人的飲食起居與交流也越來越缺少耐心，甚至都忘了開懷地笑。

著急經常伴隨著粗糙的行為、快速的言語和激動的情緒，而且聽不見對方在說什麼。誰都害怕和著急的人長久在一起工作與生活，誰願意天天伴著龍捲風呢？一個「急」字，毀了一個人的清心。

記得大學時我就是過度努力的那種人，同學對我的印象就是，總低著頭往前衝，好像總有事情趕著去完成。後來上班，這種習氣日復一日變得理所應當，直到身體生了病，才知道停下來反思調整，把每天下班的時間固定安排給瑜伽。持續一兩年的練習，我的身體漸漸得到了修復，精氣神恢復了，肩膀放鬆了，脖子都修長了，一下子瘦了 10 公斤，

眉宇間的緊張皺紋也慢慢消失了，氣質也改變了。幾年後大學同學聚會的時候，同學們都說我的變化是脫胎換骨的。

著急的心態，首先會影響我們的呼吸，讓呼吸變得短促、不勻、粗淺，臟腑得不到良好的氣血滋養，從而影響了健康狀況。在我的瑜伽課堂上，我發現剛開始練習瑜伽的夥伴都有呼吸短促不勻的現象，和我從前一樣，都是日復一日的思維與行為習慣導致的。我總向大家提醒：「呼吸是自然的，不是你的。你就是在數它、看它、隨它，別急著推動它、完成它。給它空間，它自然會慢下來，運化開來。順其自然。」

瑜伽是自身習慣的放大鏡。看起來只是做些動作，練習身體，其內在的運作邏輯卻是身體、意識、呼吸全方位的專注合一訓練。

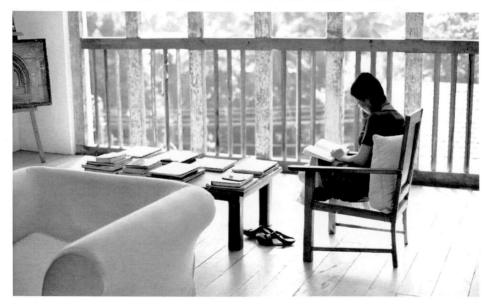

「太極」，還是「太急」？

我經常和大家分享「慢下來」、「停下來」的重要性。蔣勳先生曾在他的書裡說：為什麼半山腰上都會有一個亭子？「亭」，就是提醒人們，別著急低頭趕路往山頂爬，要懂得停下來，看看眼下風景，領略美景。只顧低頭往前衝，會失去對眼下最細微的覺知。那些覺知，正關乎生活的品質。

我經常和大家開玩笑說：現在生活好了，我們從不缺詩和遠方，我們可以在山裡、海邊，甚至國外買個房子，把我們的詩和遠方往那裡一放，聊天的時候可以和朋友吹吹牛，但實際上自己卻總懷抱著「累成狗」的心，一年也去不了一兩次遠方，看不見晴天的樣子，更別說把生活過成詩了。我們真的需要做些減法。

我特別喜歡德國包浩斯設計的風格理念 —— Less is more（少即是多）。精簡並不是偷懶，而是更注重當下品質的完善，更在意細節，把多餘減卻，留下必要的，然後做得妥妥帖帖，盡如心意，這樣的美學態度會留有更多的空間與品味。所以，少不是沒有。包浩斯的另一個設計理念就是：God is in the details（上帝在細節裡）。慢下來、專注下來，沉入眼前的事，一分一秒地把時光雕刻。

前段時間看見某個圖很有寓意。左邊是個太極圖，標註「太極」；右邊是一團亂麻，標註「太急」。想想我們自己，雖然每天說著心靈雞湯，卻總也難免在現實裡讓自己掉入太執著、太著急的境地。《瑜伽經》說：瑜伽，是透過修行和不執達成的。在總是說「太極」、做「太急」的時候，問問自己：有那麼嚴重嗎？急什麼啊？

我們很忙，但是高效嗎？

蔣勳先生在《品味四講》開篇寫道：忙，左邊是「心」，右邊是「亡」；忙，就是心靈的死亡。我們每個現代人都有這樣的經歷，忙到麻木，不知所措，即便身體閒下來，心也閒不下來。仔細想想，為什麼我們變得如此被動呢？

忙碌來自兩部分：一部分是外在的忙碌，包括日常事務與家庭責任；一部分是內在的忙碌，就是永遠停不下來的念頭、慾望和緊迫感。外在的忙碌，再忙也有個結束。下班後，本該有時間和自己相處、和家人共處的，可是我們能停下來嗎？即使外在的事務結束或者中斷，可是內在的忙碌卻不能停止，以致我們一直背負著這種忙碌的情緒和感覺回到家裡，回到待人接物裡，不能停歇，睡不好覺，還帶給家人朋友壓力與煩惱。雖然很不願意這樣，可是我們又覺得只有「忙」才能證明自己存在的意義。

我到底想要怎樣的快樂？

二十年前，我大學畢業以後去廣告公司做設計師，經常熬夜加班，整天工作，沒有自己的生活。當時我覺得這是正常的，工作和生活不需要分得那麼清楚。工作帶給自己價值感，人只有忙碌才是對的，才能證明自己勤勞和優秀，所以我每天都在忙碌，生活過得非常粗糙和緊迫。無論走到哪裡我腦袋裡都想著工作，而工作的時候多半又是疲憊散亂的，不能全然投入，效率不高，還拖延，同時非常在意主管眼裡的自己，用工作的忙碌證明自己的勤奮與努力。

　　工作一年多以後，我生了一場大病。當時我的體重已經到了 70 公斤，每天沒有規律地飲食，要麼不吃，要麼就暴飲暴食，抽菸喝酒。嘗試了各種減肥辦法，氣色非常差，穿什麼漂亮的衣服都不合身、不好看，我也失去了自信。然而人往往是在身心最虛弱的時候，會往內看，向內尋求。有一天走在路上 —— 現在還記得那條路 —— 我第一次問自己：「我到底想要怎樣的快樂？」

　　疾病、痛苦和逆境真的不是壞事，而是帶著刺的禮物。當時整個人都處在迷茫與疲憊中，就在這個發問下，我找到了瑜伽。那時瑜伽剛開始流行，聽著瑜伽音樂引導，我覺得這個聲音不是在人間。那空靈的音樂，讓我的生命第一次感受到了平靜，讓我潸然落淚。到現在，「我到底想要怎樣的快樂」這個問題一直伴隨著我，問題本身就成了答案。

瑜伽，從自律開始

　　2000 年，我開始對瑜伽產生興趣，起初是斷斷續續地練習，過了一年之後，開始非常有規律地練習。每天要給自己一個規定，時間到了就要盡量下班回家，和自己待在一起，點起檀香，放上音樂，換上潔白的棉布衣服，認真地練習瑜伽。這些面對自己的儀式感，會帶來一種角色的切換。其實生活裡的每一個角色，無論大小輕重，無論與人共處還是獨處，無論有沒有觀眾，都需要同等的善待，讓心停留安放，才不容易草草收場。

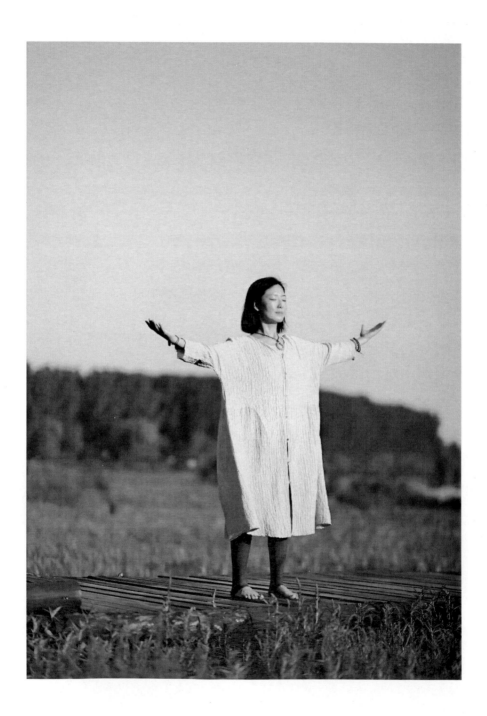

這樣一段時間過後，我發現自己雖然減少了加班的時間，白天的工作效率反而提高了。並不是把所有的時間都放在工作上，工作的效率就會提高；反而要給自己一個節點，下班回家，對自己的身心進行梳理。

我捨去了可有可無的約會，盡量保證每週四到五天練習瑜伽。連我自己都沒有想到，這樣堅持了一年多的時間，我瘦下來十幾公斤，自然地戒掉了菸，喜歡吃素了。整個人的氣色變化非常大，精神狀態也變得更容易喜悅，我的同事、同學都說我變化非常大。原來瑜伽可以帶給自己這麼大的身心改變，我開始更深入地喜歡上瑜伽，並透過閱讀相關的書籍探究瑜伽的哲學。

瑜伽產生於五千年前，瑜伽的第一義，就是和「自律」相關。瑜伽經典《奧義書》中說，瑜伽始於自我約束和自律。一個人想要改變自己，無論是因為不開心、焦慮、憂鬱、暴躁，還是被忙碌麻木了自己的心，或身體變得非常差而想要改變，最重要的一點就是改變過去的行為習慣和習氣，首先就要自律。

修正自己不良的習氣

每天練習和閱讀，知行合一，是學習瑜伽的途徑。透過練習瑜伽體式修復身體能量，保持良好的身形體態；並且慢慢把瑜伽的哲學放到工作中，反思和糾正自己散亂無序、緊張焦慮、自我自私的習氣。從那個時候開始，我就慢慢成了一個瑜伽人 —— 以瑜伽的狀態要求和練習自己的人，至今已經快二十年了。基於每天自律的瑜伽練習，我漸漸明白，生活才是更真實的瑜伽。我會用一生去縮短瑜伽與生活之間的距離。

一個人想要改變自己，修行是非常重要的。「修行」這個詞不一定是宗教範疇的。《瑜伽經》裡說：「修行，就是日復一日地付出努力，

以修正自己不良的習氣。」

　　無論生活、工作，還是瑜伽，自律都是最重要的。我們每天需要透過一次瑜伽練習，把自己的身心從忙碌、疲憊的精神狀態抽離，停下來，進入瑜伽的疏透過程。比如每天給自己一個小時，這個階段我們會用一些動作來抓住自己的專注力，因為需要專注才能應付那麼多的動作。同時，老師會引導我們如何專注於呼吸、動作。

　　日復一日，我們就會發現，自己變得更加專注了。針對眼前的這件事情，我會投入 80% 的能量了。過去，我們的心的能量多半不在「事情本身」，而是在「趕快做完」上，所以能量是分散的，過程也是粗糙的，而不能夠單純地做眼前之事。

　　如果把分散在每件事情上的能量收回來，放到當下，減少雜念，解決事情就一定會更高效、更準確。一件事做完，再開始做下一件事，便有了享受忙碌與間歇的同等心情。

　　只有心全然專注於眼前事，才會真正地回到當下。正念的意思，就是與當下的合一。

　　當然事情不可能全然按照我們的計畫進行，這是無常。比如，可能會在原本計劃好的工作中，插進來一些其他的事情。那就把工作主線保留，需要緊迫解決的，就全然投入、盡快地去解決；情況不緊迫的，就把它們排序到後面，依次完成。基於全局地看待，有序地安排，隨機調整，就從容了。

　　維持高效的工作狀態，也能保證自律的瑜伽練習，同時更深入系統地學習心靈成長的哲學。我們或許會感受到，心靈修煉原來不是生活的附加品，而是必然需要。

　　專注不是說出來的，是透過自律的訓練，一點點從粗到細體驗到的。瑜伽的練習讓能量由分散回歸到聚攏，投入眼前的事。這樣，面對一件具體工作的充實，和拿起一杯咖啡的清閒，內在的喜悅一樣流淌。

▌正念，改變氣場

瑜伽會帶來身體的淨化，透過動作的舒展和自然的排汗，我們會發現每天早晨起來不像以前那樣昏沉拙重，而是越來越輕盈了。起床後練習冥想，在冥想的最後，我會用幾分鐘時間梳理自己今天要做的工作。這樣可以更加從容地去上班，走進辦公室，臉上會自然帶著一股輕鬆和怡然。

我們總說「氣場」，自己的氣是安順平和的，就會慢慢影響我們身邊的人和所處的環境；自己的氣是坦然放鬆的，不故意提起氣去迎合，別人也會感覺到舒服和踏實。

行走中的正念練習

穩定的氣場與正念相關。把一直向外投射的念頭和慾望及時收住，向內觀照。有了正念，就會及時調整自己身體的狀態、說話的方式、走路的心神和情緒念頭，讓急促的步伐慢下來，專注於腳下，讓粗糙的行為變得細緻，讓有侵略性的話語變得溫和。

正念行走，其實就是專注認真地走路。但是日常我們發現這並不容易做到，要麼拿個手機邊走邊看，要麼就是和旁邊的人不停地說話，看路過的人和門市的招牌，或者在想事情，心是散亂的。這樣的走路是非常消耗的，越走越累。

正念行走，其實不是非要在禪堂或固定的地方訓練，而是從我們的眼下開始。比如從家走到車站，從車站走到公司，或者飯後的散步，試著保持沉默，用心覺察雙腳走路的感受，最好是透過默數步伐來管住頭

腦，這樣更容易集中精力。走起路來，無論快慢，心觀照著腳步，一步一數，反覆數，好像把數字踩在腳下的感覺。

眼皮稍稍垂下來，觀照著自己的周遭，不左顧右盼。穿上平底鞋，腰腿放鬆。別太用力挺胸，也別扭腰提臀，自然放鬆就好了。這樣走半小時、一小時，氣很快就會從頭腦拉下來了，大腦放鬆了，疲憊感消失了，越走越輕快，神清氣爽。

帶著正念覺知，走路就是練功。我把這個方式教給我的學生們，瑜伽不能僅僅在課堂上練，出了教室更要留意我們的行為方式。學生們實踐了一段時間後回來興奮地告訴我：「我發現自己會走路了！肩膀越走越鬆，手都發熱，全身微汗，好舒服。」行走是我們每個人每天都要用到的，走得散亂，是消耗；帶著正念走，就是在練功，氣血運行開了，大腦放鬆了，壓力也釋然了，身材就不容易臃腫，樣子都明顯變好看了。

這樣走下去，氣場變得穩定又輕盈，眉宇舒展，不再是皺著眉頭、急急忙忙往前趕的樣子了。和我們相伴同行的朋友同事，都會感受到你不迎不拒的氣息。

看一個人走路的樣子輕盈穩定，便可以知道他的心是敞開的。練習走路的狀態，就是練習身心的過程。

說話時的正念練習

一次工作坊結束，一個姐姐過來向我訴苦：每天睡不好覺，家裡一堆事只有自己一個人關心，工作又忙，也沒時間練瑜伽，身體越來越差。我看她說話時緊張的表情，臉色沒有光亮，皺著眉頭，一看就是很能幹好強的性格。

　　我沒有催促她練瑜伽，而是給了她馬上可以落實的建議：從現在開始，改變自己說話的狀態。怎麼改變呢？聽自己說話的內容；看自己說話的情緒；感覺自己說話的語速。

　　很多年前一個臺灣老師的講座說到這三點，我反思自己日常和同事、家人說話的狀態，總是帶有著急的情緒和很強的溝通目的不停地表達自己，語速很快，也缺少條理，不會真正傾聽對方，總是在說「我……」。其實這樣的說話方式會帶給對方很不舒服的感受，會直接影響彼此真正的溝通與交往。

　　於是，我開始用這三點有意訓練自己說話時的正念，非常受用，也教了很多人。我慢慢發現，說話時首先自己不容易耗神了，雖然在向外表達什麼，但同時心裡一直有個鏡子在穩穩地照著。這樣帶著正念的講話成了習慣，就很少有以前那種說話不經過腦子、說出來又後悔的尷尬局面，表達的內容越來越精簡有條理，對方也更愛聽了。很多人說我的說話聲音好聽，很安靜，其實也是透過日復一日的瑜伽、打坐，讓氣脈比較通，講話的底氣比較足，還有日常講話方式的訓練帶來的改變。

　　所以我不斷地提醒自己，也善巧地提醒身邊的人：聽自己說話的內容；看自己說話的情緒；感覺自己說話的語速。慢慢讓溝通真正達成彼此的感同身受，而不是一個人的獨角戲。個人的氣場會因而變得沉穩親和，家庭和辦公室的氣場也會變得和諧有溫情。

睡覺時的正念練習

　　對於愛失眠多夢的朋友，我常分享的日常訓練辦法是：睡覺時培養正念。睡覺之前，洗漱完畢，在床上打坐，什麼時候睏了什麼時候睡。其實失眠並不可怕，重要的是我們胡思亂想、翻來覆去，白天的壓力不

能釋放，身體躺下來了，頭腦卻還站在那裡，這樣最耗神了。所以睡不著就乾脆坐起來打坐，用數呼吸的辦法，把萬念歸於一念；也可以聽一些冥想音樂，幫助自己精神放鬆。如果越坐反而越專注清明了，剛好蓄養精氣神；多半時候呢，晚上打坐反而會睏得快，睏了倒頭馬上睡。

睡覺前的打坐，我把它形容為「意識的鬆土過程」，一天下來忙忙碌碌的，心神難免會緊張，所以意識像板結狀態的泥土，缺少空間和養分，氣被凝在頭腦裡下不來，身體的氣血不流通放鬆，就不容易入睡。盤坐的姿勢更容易讓散亂的氣向脊柱中脈匯聚，氣血穩定流動了，就有力量排除氣脈裡的溼寒淤堵。所以睡覺前讓這些心念之塵透過打坐翻騰一下，鬆鬆土，反而留出了空間，身體氣血舒順了，更容易入睡，多夢的情況會減少，這才是真正好的睡眠。

我們都有這個經驗，晚上吃多了不容易睡好，就是氣血都跑去胃部消化食物了，該休息的時候身體卻還在工作，大腦也還在運轉，第二天起來感覺笨拙昏沉。所以晚上少吃或不吃，對正念入睡也很重要。躺下來以後，還可以繼續用數呼吸的辦法，讓自己心安，也會更快入睡。

睡覺前打坐多長時間呢？我建議大家不用太刻意，因為這時候的打坐其實主要目的是透過正念來安神養生。保持睡覺前打坐的習慣，順著身體的休息需要來安排時間長短。但是有一點，自律很重要，盡量十一點前入睡，晚上九點到十一點（亥時）是三焦經最旺的時候，三焦能通百脈，人如果在亥時睡眠或冥想打坐，百脈可得到最好的休養生息，對身體十分有益。順應天時，這時候也最容易入睡，睡不著就在這個時間打坐養生，讓神氣內斂。

從前我覺得晚上的時間捨不得睡，可以做很多事情，但是精力和專注力不夠，做事敷衍潦草，只是堆積成就感罷了，反而影響第二天工作

的精神狀態。從前我喜歡躺著看書、看電影，或是滑手機，發現這樣非常容易失眠，第二天起來頭昏昏沉沉的。所以現在我基本上是十點左右上床，先打坐，坐得睏了就自然睡了。堅持一段時間發現，我早晨的精神狀態變好了，臉上也有光彩了，皮膚也細膩了很多。最美的妝容是內在精氣神散發出來的光亮，這是化妝品給不了的。

隨著習慣的改變，需要的睡眠時間反而會比以前少，早晨起得也早。建議大家把早晨的打坐時間長期固定下來，早晨是自然陽氣最足的時候，萬物俱靜，身體裡也沒有食物，打坐更容易把氣沉下來，滋養元氣，也更容易訓練專注力。以一小時左右的打坐開始新的一天，帶著清醒和專注的心出發，清晨才更是清晨。如同梭羅在《瓦爾登湖》的結尾寫道：「這黎明的精髓所在，單靠時間的流逝，是不足以讓人們意識到的。讓我們視而不見的光明，對我們來說便是黑暗。只有在我們清醒的時候，黎明才稱得上是真正的黎明。」

瑜伽與禪修這些東方古老的動靜功練習，就是關於身心正念的訓練，需要日復一日地修正行為習慣，才可能建立更細膩的覺知，讓正念代替過去的習性，而成為新的生命本能，照亮生活的每個舉手投足與迎來送往的瞬間。

▌忙而不亂，閒而不散

　　我非常喜歡看那些專注工作、認真泡茶或者悠閒地喝咖啡看著窗外的側影。那種骨子裡的安閒感，總會給人一種打動與心安的感受。無論忙閒，我們都該有鬆鬆快快的狀態，如同午後的微風吹動蓬鬆的草地，一個個生命各有各的生息與自在。

　　一個高效的人，該是非常有能力應對忙碌的人，他們的忙碌是線性的，要做的事務如同穿在線上的珠子，一個一個被有序地撥過。他自己並不是某一顆珠子，而是那個撥珠子的人。投入和忙碌的最佳狀態，該是忙而不亂的。

　　而一個低效能的人，經常欠缺頭緒，不能以有序的心做靜觀與處置，所以心中總有糾纏感，缺少自由與空間。哪怕泡杯茶、喝杯咖啡的工夫，都變得奢侈，或者急匆匆的。

十分鐘的冥想時光

　　忙碌與忙碌之間總會有縫隙的，如同珠子和珠子之間的線。這些縫隙就是自己抽離出來休息蓄養、回歸覺知的時候。用十分鐘的時間，不講話，把注意力從工作轉向一杯茶，看茶葉被水沖泡而慢慢展開，一口一口安心品飲，感受茶湯從口中一直浸潤到身體深處，品味茶香進入身體的餘韻悠長，這股沉下心來體會到的深沉、悠然的清香，本身就會驅散疲憊，鬆開精神的緊張，讓覺知醒過來，這便是茶之冥想。

　　我也總會在桌角上放一本裝幀設計精美的短詩或散文集，提醒自己

懷著出離之心投入忙碌，不慌亂的狀態。日本詩人小林一茶的俳句集是我特別喜歡的。休息間，會隨意打開一頁品讀：

我知道這世界，

如露水般短暫。

然而，然而。

不急著繼續翻讀，就把一句含在心裡，合上書，閉起眼睛品味，停頓在那個說不出被什麼擊中的感觸中，心的某個位置會倏然鬆軟。這便是於忙碌的間歇中觸碰禪心的瞬間吧。有時長久地忙碌一件事，真的會使我們的心僵硬無感，缺少彈性，這些短暫時間的抽離，其實彌足珍貴。

對於剛剛開始學習冥想的朋友，也可以放一曲幾分鐘的靜心音樂，正襟危坐，把背部離開靠背，微微舒展脊柱，雙腿放鬆，雙腳自然地踩在地上，完全可以率性地脫掉高跟鞋，感受雙腳踏實的落地感，雙手掌心向下放鬆在大腿上，閉起眼睛，放鬆冥想。你只要把專注力放在音樂上，慢慢覺察呼吸在鬆緩，音樂充滿了全身內外，呼吸如波浪般輕輕起伏，而心如同漂在河面上的一片葉子，隨波清幽。

十分鐘後，再次投入工作或創意，會有一種嶄新的觀念與感受，原來每一刻真的都是嶄新的。這些日常忙碌進程中的冥想放鬆，會漸漸薰陶我們忙而不亂的心，讓我們以優雅的姿態盡心盡意地工作。我們會發現這一天，自己能夠應對更多的事情，專注高效，卻不匆忙。重要的，不是躲避忙碌，而是訓練忙而不亂的能力。

清福難享

我們也會經常感覺到，忙了一週的工作，假日終於可以休息了，卻總是睡不醒，起床以後也是昏昏沉沉的。休息日卻沒辦法好好休息，為什麼呢？

在工作的時候，心被事情抓著，還沒那麼明顯。可是當我們在假日停下的時候，心忽然無處安放了，於是更容易昏沉散亂。做做家事，陪陪孩子，說說話，再拌拌嘴，滑滑手機，睡得很晚，到了上班的時間又起不來，感覺還是那麼疲憊。或者週末上課、讀各種技能書，拚命往腦子裡塞知識，不得空閒。這樣，身心根本沒有得到真正的休息。難怪帕斯卡說：「人類不快樂的唯一原因，是他不知道如何安靜地待在他的房間裡。」

如今我們的快樂雖然可以從非常多的途徑獲得，然而人們的焦慮、緊張卻與日俱增。這好像是個悖論。我們真的透過越來越多的娛樂方式體驗到深層的快樂了嗎？還是更加無聊與恐慌？

什麼是深層的快樂呢？它和寧靜的體驗相關。而寧靜的前提，是投入專注力與耐力。我們是否願意把能量全然深入到眼前的一件事情上，無論它是工作還是休息。比如，此刻我們坐在沙灘上，面對大海全然放鬆，沙灘鬆軟，細膩的沙礫從指縫間滲出，情緒鬆弛下來，看遠遠近近的海浪，聽海浪拍打翻湧的聲音，感受空氣裡海水的味道和海域空間的遼闊感。此刻，我們全然體驗著深處的寧靜。

這種體驗，和對著大海拍張照片發動態，換下一個地方，再拍，再發，是不一樣的。前者是和自然全然的連結，體會自我的鬆動與解開，不急於表達，享受那份沉默與沉澱；後者是仍然封閉在自我散亂的念頭

慾望裡，停不下來，能量跟著念頭完全耗散掉了。這兩種「閒」的體驗
截然不同：一個是安閒，一個卻是閒散。

　　問題並不是發動態，而是我們對每個「此刻」的體驗都太輕薄、太
著急了，還沒進入就結束了。我們每個人都希望閒下來，去擁抱詩和遠
方，然而真正閒下來，卻發現享清福其實是一件特別難的事情，它甚至
比忙碌更難。當我們無事可做的時候，到底該做什麼？我們能夠經營時
間的悠閒帶給我們內心的知足感嗎？如何可以閒而不散呢？《瑜伽經》
說：「由於滿足，人得到最大的快樂。」知足，不在遠方，而在每一個
眼下。

　　禪修、瑜伽、太極、茶道，其實根本上都是在訓練我們的身心，使
其平靜地履行職責，全然投入於眼下的事；不執著結果，用平和的心生
活在此刻。

▍訓練禪心 —— 專注、有序、放鬆

禪心，並非僅僅是意念上的美感，而是一種實踐，一種體驗。

禪心首先關乎專注力的訓練。如何專注呢？它的背後該是有序的應對，有序地安排我們今天所要做的事情、所要見的人。無序會帶來慌亂，有序就會從容很多。

訓練有序，首先是鍛鍊我們拿起、放下的能力。我們一件事、一件事地投入能量，而不是把心力能量同時散落在所有要做的事情上。能量得到匯聚，使用起來就更有滲透力、更有效率。

當我們非常有序地安排這些事的時候，我們會發現另一個問題出來了。我們非常著急地去做完一件事，接著做下一件事。外在的忙碌結束了，而內在的忙碌總不停止，這個時候我們能體會到，自己的情緒其實是緊張的，沒心情關注周遭，總是把心鎖在沒有完成的事上，不能鬆弛，於是很容易疲憊。

和緊張的人相處，我們會感受到，他們的眉宇總是緊的，氣色也是沒有光亮的，整個人的五官都是向眉心處聚攏的，肩膀總是上提，走路速度也總是很快，只有前方，沒有腳下。我從前不就是這樣嗎？所以我會發現，即使是專注、有序了，但人非常容易執著。執著，就是過度認真。努力過度了，專注過度了，會帶給身心和環境很大的壓力。

《瑜伽經》說：「不執是一種自我掌控，它擺脫了對所見所聞之物的慾望。」我們需要訓練另一種非常重要的能力 —— 自我掌控。在瑜伽體式練習中，透過對動作的學習掌握平衡；在冥想練習中，透過對呼吸的覺察訓練自我觀察和自我掌控的能力。從飲食起居到工作學習，哪個不需要自我掌控呢？想要做到自我掌控，緊張是不行的，必須放鬆，才能

平衡。瑜伽就是平衡放鬆與專注的藝術。

透過對身心的長期訓練，我們可以調適自己，不鬆不緊地應對當下的事。不鬆不緊就會使我們的專注力更擴展、更開放。從一個點、一根線的專注，到一個層面、一個空間的專注，這便是正念冥想的狀態。覺知力更加擴展與提升，會讓我們更從容冷靜，不帶自我的執著，更容易把事情做好。

覺知力越來越細微敏銳，創造力也就越來越強。被動的「應付」心態轉化成積極主動的「對峙」心態，再提升為「玩」的心態。所以，對於那些真正的瑜伽士與修行者來說，生命真的就是一場遊戲。這裡面不是放任，而是有著真正的放鬆與自在。

信念的重要

對於一個聽起來不錯的方法，我們起初都是抱著試一試的態度。如果想試一試，一天兩天是不夠的；既然要試，就認真地試一試，而不是三天打魚兩天晒網。不長不短地為自己制訂一個月的計畫，專注於新的方法，自我約束，並投入時間堅持。

我最初練瑜伽時，就是一週兩次，感受上是美好的，可是因為這種計畫的彈性空間太大，所以就容易變動，這一次和上一次的距離一旦拉開太遠，就丟失了練習的感受。惰性增強了，每一次總要重新開始似的，身體的記憶模糊了，收效就不明顯，很容易放棄。

《瑜伽經》說：「根據修行手段之弱、中、強，達成瑜伽的快慢有別。」一個良好習慣的建立，應該是天天做一點，只要管理好時間，每天一個小時其實是可以做到的。於是我心裡有了一個規劃，好像就重新燃起了生活的熱情，上班的精神也足了。我盡量保持每天的規律練習，

即使晚上偶爾有事，也會在第二天起來補上。透過自律，我慢慢發現有一種全新的身心體驗，瘦下來了，也不愛吃零食了，睡覺也特別好，臉上慢慢泛出光彩來。

沒有練習體驗的瑜伽哲學閱讀，是停留在頭腦層面的概念學習，是知識層面的了解；練習後再讀瑜伽哲學，就成了一步步的驗證，內心就越來越篤定與信任，對於閱讀有一種心領神會的對應，堅定感漸漸從心而來。

我們需要有批判和審視的態度，但同時也需要開放的胸懷，去嘗試和接受新的辦法。僅僅靠感性上相信的一時興起，是不會長久的；要付出理性上循規蹈矩的行動。起初的相信，透過行動的堅持，才會成為更深的信念。

《瑜伽經》說：「對真正的靈修者來說，專注是透過信、力、念、定、慧達到的。」透過信念、精進力，專心一意去做，定力就會慢慢練就。有了定力，才會生出智慧。智慧，是生命喜悅之光的開啟。一旦被它照亮，哪怕瞬間，都會成為向光追尋的緣起。

智慧是一種平等照見的能力，繁忙的工作與繁瑣的生活都會被平等地照見。自我的重視與輕視，也會被自己覺察到。我們透過瑜伽與禪修，漸漸讓身心從散亂、無序和緊張，調向專注、有序與輕鬆的狀態。我們在瑜伽墊、打坐墊上體驗禪心的品質，同時還需要把它們放歸到最凡常的生活來檢驗。從前對我來說，日常生活無非就是吃喝拉撒睡的瑣碎，但是當自己的心態漸漸轉變，就會發現日常其實是令人心安的生活美學。

從瑣碎無聊中漸漸活出細膩的品質與心的安定感。每個人內在的禪心，透過啟發、訓練，最終還要回到生活去落實。生活處處是道場，我

們一切的修行，不是講道理給人聽，而是透過眼下的行為使家人、朋友感覺、受益，並且受到感染而改變。禪心無處不展現，哪怕是和我們擦肩而過的路人，都會從我們的行為、臉龐裡感受到專注與放鬆；哪怕是電話裡聽我們說話的朋友，都會從我們的聲音裡聽見寧靜。

▍過程堅持，結果放手

　　每一天，如果能從眼前的事情開始做，不催促自己，也不被打擾，適可而止，儘管身體有點勞累，過程中卻也是很享受的。

　　我們都有體會過，凡事思前想後，其實比一心一意做起來還累。取取捨捨，總不知如何是好，很難真正開始和進展，這樣是最累心的。

　　我自己也總會遇到這樣的情況，有幾件事需要去應對，這件事的問題是什麼，那件事的隱患是什麼，牽牽扯扯，卻總忘記了眼下該用心做最簡單的事；也很容易煩惱，不願意接受問題的出現，卻想有一個全盤順利的過程和結局。每件事情都不可能有完美的結果，我們太追求完美，所以搞得自己很疲憊。

　　其實複雜的事情，最需要一個簡單的開始。手工藝職人的臉龐就總是耐看的，因為他們總能全然地專注於過程，一點點做下去。簡單，總帶有全然投入的狀態。可說起來容易，頭腦卻經常背叛自己，會在做這件事的時候還想著上一件事或牽扯其他事。比如手頭做著工作，卻不由得拿起手機翻看一下動態，注意力就被分散牽扯掉了。發覺後趕快調整回來，但這種「發覺」有時來得快，有時來得遲，到底原因在哪裡？慢慢總結覺察力的訓練方法，不僅需要從書本學來知識，還需要行為對照磨合。

　　我發現如果近期的瑜伽練習不規律，這種大腦的散亂和煩惱就會來得更猛烈，生活效率就會降低，也會感到不開心和沉悶怠惰。如果我調整好每天的修習，再忙也保證動靜結合地練習至少兩個小時，這兩小時就是留給自己獨處的時間，於是心裡會有秩序感和對這一天的掌控感。獨處是非常重要的，獨處是寧靜的來源。

　　我自己這樣的修行生活持續十幾年了，每每有事情發生，才知道忙中不亂有多難。那種「風口浪尖處的平靜」，比自己每天在墊上打坐，在陽光地練瑜伽更難。同時，這些年在經營歸零瑜伽、歸零靜修小院，經營家庭，平衡現實生活和理想，卻也真真切切地感受到，這些年自己確實沒有白練，沒有白堅持。

　　堅持修行，總是重要的。無論如何，讓心歸零，是每天的事。繼續練，別懶惰。只有這樣，才能在自我的執著和煩惱裡掙脫一點。所有的情緒問題，都不是靠想就能解決的，而是需要知行合一。我們都太平凡了，做不到以心轉身，所以沒有高深的哲理，就是日復一日地去修行，和吃飯一樣。

　　當然，正確的修行方法也很重要。去和老師、師父學習，是要學會聽見自己內心的聲音。不過這是最難的事了，因為按習氣來說，我們首先聽到的都是自己的慾望、偏見、貪婪、執著、懶惰、散漫、嫉妒、憎恨等的爭辯計較。所以，我們需要老師提醒和指導我們，需要自律幫助我們樹立正確的行為。只有這樣，我們才能真正聽見自己的聲音，做自己的主人。

　　曾經聽到淨慧老和尚講：「做一切事都是做佛事。」我若有所悟，感動落淚。其實這句話幾年前早已讀到，但當時只是讀讀罷了，沒反應。但透過修行和生活的檢驗，就能感同身受了。我們希望幫助別人，甚至幫助這個世界，但總需要先了解自己、幫助自己，有了感同身受，再去幫助別人，才會更寬容、更腳踏實地。

　　瑜伽既是創造變化，也是日復一日、循規蹈矩。每天老老實實地練瑜伽、打坐，做事的時候會有一個觀察的自我跳出來，及時調整自己，解決問題。做事情的過程，就是一步一步解決問題的過程。明一法師

說：「只問耕耘，不問收穫。」以行無為法的智慧，訓練自己專注於過程，專注於當下，對結果不執著。

在古印度經典《薄伽梵歌》中，薄伽梵對阿周那說：「你的職責就是行動，永遠不必考慮結果，不要為結果而行動，也不固執地不行動。摒棄執著，阿周那啊！對於成敗，一視同仁；你立足瑜伽，行動吧！瑜伽就是一視同仁。」

我們日復一日練習的其實是「放下」。放下的，不是事情與責任；放下的，是面對事情的執著和散亂。這可不容易，所以要練。越忙，越不能散亂。

日本禪師鈴木俊隆說：「我們必須有所努力，但又必須在這努力的過程中忘掉自我。」瑜伽、太極、禪修冥想，都是先訓練自己了解心、訓練心，再去使用心。從真正了解自己開始，忘卻自己。生命沒有結果，全是過程。那何不把過程過得踏實點呢？能踏實的，只有當下的一念。境由心轉，念頭一轉，反而做事情更有效率，也朝著更正確的方向去進展。

我經常和瑜伽館的夥伴說：「練瑜伽，你別把它當消費，當投資吧。瑜伽是給自己的生命投資。」

▌努力，然後隨緣

很多年前我去看朴樹的演唱會。朴樹說：「十二年了，爸爸媽媽都老了。我養的狗也老了，時常趴在我的膝蓋上看著我，彷彿知道不能永遠陪伴我。但是，沒關係，時間不可怕。」

之後我又讀到朴樹的一篇文章：「後來，不知不覺地，你開始接受發生在你身上的一切減法，並樂於見到自己變得越來越少。有一天，你居然發現，在心裡的某個地方，你比最年輕的時候還要年輕。以至於你認為，一切才剛剛開始。時間變得不再有意義。各位，時間哪裡都沒有去。它是你的幻覺。它並不存在。前幾天讀到這樣的故事 —— 某人善畫竹，名滿天下。可他的老師對他說：你尚未入門。問：如何得入？答：要在心裡覺得你就是竹子。其人乃去，終日站在竹林中。風起。竹搖。其人亦搖。如此十年過去。一日，師往探之，見其在竹林中閉目凝神，隨風搖擺。師視良久說：好了，可這還不夠，你要忘掉你是竹子這件事。又三年。師復探之，日：汝成矣。我喜歡這種對待時間的態度。」

讀完之後，我的心為之一振。我們非要那麼急迫嗎？非要那麼努力嗎？

瑜伽經典《哈達瑜伽之光》中說：「飲食過度、努力過度、說話過度、循規蹈矩（過度）、交往過度、心浮氣躁 —— 這六個因素妨礙瑜伽練習，或者使之變得無效。」

「哈」是太陽的意思；「達」是月亮的意思。哈達，就是太陽和月亮的結合，也就是「陰陽」。《易筋經》中說道：「陽之積而成日，陰之凝而成月。日月運行，一寒一暑，能使形形色色，化生無窮，始而復終，終而復始，生機遂以不絕。」

努力過度，便是傷害

瑜伽的「三德」指世界的萬事萬物均有三個屬性：悅性、激性、惰性。這麼看來，人也是由這三個屬性配比而成，看哪個屬性比重大，表現得更明顯。這有點像股份有限公司，誰占的股份多，誰就更有話語權。

比如說，有的人安靜居多，總是心平氣和，有親和力；有的人很執著好強，不達結果誓不罷休，給人的感受就有點強勢，心浮氣躁，讓人有壓力；有的人呢，懶惰不愛動，多愁善感，杞人憂天，遇到事情總往壞處想，遇到困難喜歡找藉口逃脫，給人的感覺是懶懶散散，讓人不能信任與託付。

然而，無論是心平氣和的人、心浮氣躁的人，還是懶散憂鬱的人，不是說他的生命屬性只有悅性、激性或惰性，而是三種配比裡其中之一占上風而已，而且，隨著成長境遇和主動修行，人是會改變的，調整覺知，而後練習調動陰陽能量的配比，使身心平衡。身心修煉便是使激性內斂、惰性減卻、回歸悅性的過程。所以悅性並非排斥其他兩個屬性，而更像是回到太極圖的陰陽平衡運轉的狀態，這就是瑜伽「整合、連結」的意義所在。

就拿我自己舉例子，我從前是激性占上風，也就是激情有餘，平靜不足，做起事情風風火火，非常努力，爭強好勝。當然，這種屬性的人，學業和事業往往容易成功，因為努力嘛，有一股不達目的不罷休的韌勁。但是，往往會「過度」。什麼是過度呢？不知道停下來，腦子裡只有這件事、這份工作，其他的一切都不重要了，忽略飲食健康、起居休息、陪伴家人等。

　　所以這種外在事務的忙碌，會使激性的人生出更多內在的忙碌。自己的心掛在事情上停不下來，只想馬上看到結果。總是很努力，加班，廢寢忘食，對其他的人事物不感興趣，給自己和身邊人非常大的壓力。我在二十幾歲做設計師的時候便是這樣，把自己累病了，後來開始練習瑜伽，開啟了一個回頭向內看的機緣，也就開始了漫漫修行路。習氣是那麼多年養成的，佛教和瑜伽哲學裡叫「業」，不是不能改，但是需要慢慢地、深深地修行。

　　我開始練習瑜伽，算是比較自律地堅持瑜伽體式和冥想。對於激性、愛努力的人，堅持其實是不難的，可是難就難在放鬆 —— 放鬆地堅持。這也是我後來了解到的。只有這樣，無論我們多忙，內心都有一個觀照在，提醒自己抽身而出，而不是一頭栽進去忘乎所以，又回到從前急急忙忙的樣子。這需要很多時間，慢慢改。

　　量變總會帶來質變，新建立的習慣慢慢地取代舊習氣對自己的主導地位，這樣一來，相由心生，整個人的外在狀態自然會發生明顯的改變。六七年後，無論同學還是朋友再見我的時候，也讚嘆我的變化是脫胎換骨的。記得 2007 年我開始在一個俱樂部教瑜伽，會員們都很喜歡我的課，一個會員特意讓她老公在玻璃外頭看看她的瑜伽老師，她老公的評價是：「你們瑜伽老師像個仙女啊，一看就是不食人間煙火的。」聽到她和我說這話的時候，我都吃驚：一個當初的「女漢子」，怎麼就成了「不食人間煙火的仙女」了！現在想想，是自己透過努力練習瑜伽的那些年，慢慢讓自己「降噪」的成果吧。

執著於「悅性」，亦是一種苦

然而，執著於「悅性」，亦是一種苦。2007 年我聽到人家誇我是「仙女」時，還蠻驕傲的；現在如果人家說我是仙女，我就得反省反省了。所以，經常有第一次來歸零靜修小院找我學習禪心瑜伽的夥伴，一見面說我是她們的「女神」。我馬上開玩笑說：「不是女神，是女神經病！」果不其然，幾天下來她們心裡的「女神」和她們一起都下凡了。我們該吃吃，該喝喝，該打坐打坐，該瑜伽瑜伽，該玩玩。腳踏實地地生活，比仙女可靠多了！

時刻覺知自己，不要努力過度，不要鬆散過度，便是調和的狀態。現代社會非常多的成功人士，往往都具有這種激性特質，也就是容易努力過度。雖然他們的成功令人敬佩和豔羨，但是努力過度卻是一把雙刃劍，可能會帶來巨大的身體內耗和心理衝突，這也是很多人事情做得越大，人就越脆弱的一個原因。常聽到年紀輕輕的職業人或有頭有臉的名人猝死的消息，我們該引以為戒，保持專注，放下執著，不要過度努力了。

用日復一日的修煉訓練自己的覺知力，忙而不亂。忙碌的時候，內在要保持靜觀的心，便可有覺知地忙碌，也更有智慧地看待與處理問題。做事情的時候，全然投入於過程，不要執著結果，便可放鬆、專注。這樣往往可以達到事半功倍的效果，做個心平氣和的忙人，既可以自利，又能夠利他；既可以如《薄伽梵歌》所說的「平靜地履行職責，對成敗不執著」，又可以得到內在知足和幸福的臨在感。

過度努力，必是拙力

老話說：「過猶不及。」我和我的吳式太極拳師父孫連城學習拳法這些年，老師幫我糾正架子的時候常提醒：「過和不及都不對。」回到中正，才可安然舒適，得圓活之妙趣。練拳是這樣，生活亦是這樣。一急迫，就被自己的拙力內耗了。

瑜伽亦然。一次艾揚格老師在他的課堂上讓一個學生出來做半月式。只見那學生右手扶著地上的瑜伽磚，上身平行於地面，右腿直挺挺地直立支撐在地上，左腿直直地伸展，為了保持平衡，左腳趾緊緊地勾回。她抿著嘴，扭著臉看著她伸向天空的左手。過度伸展帶來的緊張，可以從臉部表情和肢體語言感受到。艾揚格老師走過去，嚴厲地拍了下她的頭說：「你要用智性去做練習，而不是頭腦！」

不論瑜伽的流派有多少種，無高下之分，方法不同而已。就好比不同的樂器彈奏出不同的樂聲，但是承載音樂的空間與留白是統一的，是空性的。所以，重要的是透過練習，回歸空性的智慧，了解到歸零的本質，而不是執著於哪個流派是唯一的正統。

有的人很努力練習瑜伽，可是在待人接物上，眉宇體態裡流露的全是執著心，自己也是不開心的。這同樣是「努力過度」的展現。所以艾揚格老師的老師克里希那瑪查雅說：「你的瑜伽練習得怎麼樣，都在人際關係裡展現。」

所以「努力過度」會展現在我們的瑜伽、太極練習中，禪坐冥想中，而在日常的生活、工作、待人接物上，更是無法掩飾的。我們可以在片刻裝出心平氣和的悅性狀態，可是往往會在生活裡，尤其是在自己的愛人、家人面前，讓真實的執拗原形畢露，而傷害了我們最不該傷害

的人。如果是這樣的話，我們執著於修行流派和方法又有什麼意義呢？

　　我曾不斷在這樣的分裂狀態省視自己。說真的，太難做到了。表裡如一，比練成一個瑜伽動作、擺一個狀態難多了。這也是我不想當仙女的原因。所以，不論經過什麼方法的修行，我們回頭看看自己，最簡單的是：我的心態有變化了嗎？生活中的煩惱減少了嗎？

　　過度的努力，必是拙力。拙力的特點：一是粗大，二是消耗，三是不能內守，四是無法形成定力，也就沒有智慧可言了。在瑜伽練習裡不斷地調適自己，減少在不該用力的地方用力，讓身體的舒展成為一種空間的體驗，而不僅是線性的拉伸；讓氣血運轉自在，讓真力的自現帶來心的安沉與放鬆。化掉拙力，才能體會「抱一守中」的狀態，在瑜伽裡，在生活裡，都一樣。

　　如今，我們的價值觀使我們不自覺地生活在追逐中，每一件事都帶著明確的目的與期求。當我們達到目的時，從不是享用，而是繼續確立下一個目的。這樣不停地追逐，即使已經擁有了，卻總感到「缺少」。心就這樣被慣壞了，只會追逐，很少停下來，享受當下，反觀自己，哪怕是一縷陽光、一陣風和片刻的等待。

　　我們就是太著急了。做每一件事，不是為了向別人證明自己，只是如花，經歷寒冬，發芽，長大，沐浴風雨和陽光，到時候就開了。坦然地開成你的樣子，就是最美的過程。還記得嗎？那個教畫者畫竹的師父說：「你要忘掉你是竹子這件事。」

　　努力，然後隨緣。

▋敞開，接受

雨夜，推開窗，靜靜地聽著雨聲，覺得很美。泡茶的時間，望著窗外，淡淡的悲傷湧出來，好像是在釋放所有，只留下空空的內在，沒有情緒和牽掛。風吹散雨的聲音，是最美的音樂，把車水馬龍全都包容了。我在想，歡樂不是最美的。最美的，總帶著淡淡的憂傷。寧靜，一直在那兒，等著我們敞開。

敞開

午後，在陽光裡，有微風拂過，我張開雙臂，面對著太陽，由內心發出五星級的微笑，讓太陽晒一晒全部的自己，甚至忘記了我要去哪裡，只是敞開著、感知著。那是第一次生命被陽光全部照亮的體驗。它超越了從前自己所經歷的所有快樂。我們的生命總有那麼一刻會與覺醒結下深深的因緣，並相信，我們每個人都在覺醒的路上……

走到樹下，聽著樹的耳語，伸展雙臂向上，一隻腳牢牢地抓著土地，另一隻腳纏繞身體。身體真的像一棵樹，雙腳是樹根，中脈是樹幹，左右脈和其他的支脈如樹枝，每一個毛孔張開著，像樹葉一樣吸收著陽光和養分。手，直插入雲霄；腳，牢牢地抓住土地。連接著天地，感受著生生之氣在體內順著氣脈升騰，隨著呼吸向上舒展，撐起了自己的瑜伽之樹。

當樹葉迎著光在風裡搖啊搖，像孩子一樣在拍打著，歡樂其實很簡單。這就是瑜伽體式「風吹樹式」的來歷，當我們把腰身側展時，像風吹動樹枝一樣舒展，而脊柱就是身體的枝幹，柔而不弱，松而不懈。枝

幹的穩定，才是葉子真的自由。

敞開的感受，如此可貴。如同剛剛降生的嬰兒，柔軟的身體保護著純淨的心靈。而隨著身體的成長、知識的補給、技能的學習，各種頭銜的擁有，心背負上了越來越多的觀念、成見、規矩、標籤。人忘了當初，曾經敞開地迎著陽光，迎著風，看著雲朵，在媽媽的懷抱裡，單純地笑，單純地哭。

原來一切如故，只是心被包裹了。敞開吧，在陽光下，把眼睛瞇起來，雖然走了很久的路，心依舊還是亮的。

接受

有一次，工作坊一位年紀很大的瑜伽老師和我說：「我平時都在教學生如何平靜，可是我自己卻總平靜不下來。這是我來學習的原因。」我被她的坦率打動。誠實地看自己，不假裝完美的形象，反而是更真實自在的狀態。把自己敞開，去接受和歷練，才能經驗到真實的平靜。

當我們在瑜伽中，透過專注於呼吸和體式，相對地控制了心識的波動，可以享受到片刻的寧靜美好。但是當回到日常生活和工作中，心識又很容易隨著習氣散亂起來。以前我們認為這種散亂、繁忙、空虛和衝突是心的正常狀態，沒有去在意過。但經過專心地練習一段時間，我們開始覺知到這種起伏衝突了。記得一個學員曾問我：「老師，我發現自己有很罪惡的念頭，時不時地冒出來。」其實這種狀態一直都在我們的意識裡，只是過去沒有覺察。現在透過訓練我們可以覺察到心的活動了，進而判斷這是負面的、干擾的，甚至會失望：我在練瑜伽呀，怎麼還會這麼壞？

　　《瑜伽經》開篇說：「瑜伽是控制心的意識波動。這樣，人就能保持其真實本性。當人不處於瑜伽狀態時，他仍會認同心的意識波動。」如同風雨是自然現象一樣；心的波動是人的生命現象。當我們開始做一名瑜伽老師時，其實首先就成了自己的老師。教自己包容一切，對於慾望，不去放縱，不去壓抑。

　　坦誠地看著這些念頭，來，而後去。只是看著，不去判斷。就如跟我們走在街上，走過來的陌生人我們可以看見，但不去主觀地判斷他好不好看，更不會去拍肩膀打招呼。我們只管走自己的路。對於冒出來的念頭，也是這樣，它只是念頭，不要去替它們貼標籤。漸漸地會發現，念頭如同水泡一樣，雖來自自己的習氣，卻是中空的；不去跟隨追逐，它們一下子就不見了。

　　我們的情緒也是這樣，無論快樂還是悲傷，情緒本身都是很短暫的，我們本來可以有很多的時間回到寧靜，但就是因為我們總不斷地煽風點火，喜歡快樂的情緒，就去助長它們，沒完沒了地透過回憶和談論追逐它們；不喜歡的情緒，就試圖去躲開它們，或者歇斯底里地指責別人。這些方式都是在把一個小念頭助長成一個大習氣。

　　有一次我讀到現代藝術之父杜象的一句話：「你接受，或者拒絕，其實是同一件事。」我恍有所悟。難道不是嗎？躲來躲去，不如直接接受和解決，瑜伽是回到自然的狀態、孩子的心。對於任何一門智慧，我們不是發明者，而都只是實踐者和傳遞者，要做的，就是敞開和接受，追本溯源，去領悟，去蛻變。

歸零，是目的，亦是道途

我在北京創辦歸零瑜伽之前，貪戀、追逐身心好的感受；而回到生活與職場，卻無法把這些喜悅落回現實，天天在尋求解脫與平衡。我想，必須有一條道路讓我回歸本真的狀態。

歸零，是目的，亦是道途。然而，在探索內在之旅的過程中，我曾經有一段時間的矛盾：歸零，是一種精神的安詳喜悅；可是，生活明明是現實的、緊張的，甚至無聊的。

雖然我的瑜伽體式可以做得很好了，可是我生活裡的煩惱並沒有減少。我開始意識到，不能將精神與靈性的追逐，從真實的生活裡脫離。我開始尋找靈性成長與現實發展之間的連結。那才是歸零真正的含義。

歸零，就是當下。當下是什麼情況，你就面對、接受、解決，不被情緒、成見控制，做好當下事，說好當下話，制心一處，即是歸零。

《瑜伽經》說：「執著就是總想著歡愉。厭棄就是總想著痛苦。」真實的歸零，從不需要假想什麼美好；真實的歸零，是超越美好的，無好無壞，誠然面對；真實的歸零，是時時處處的修行，修的不是對苦的逃離，而是我們趨樂避苦的習慣。

歸零，一定是全盤接受的。哪能讓我們挑選呢。如同三祖僧璨禪師《信心銘》中所說，「至道無難，唯嫌揀擇」。如果挑三揀四，趨樂避苦，怎麼可以全然地臨在呢？不揀擇，不分別，就是歸零當下，就是臨在。

然而，這並不容易。我們必須從自己下手，修正自己，才可能改變。《瑜伽經》說：「修行，是日復一日地付出努力，以修正自己不良的習氣。」我們必須親自體驗，才能讓智慧流淌。那不是腦子想出來的，

也不是精神的娛樂按摩，而是回到事情的根本。看清實相，明了因果，才會醒過來。

如今我走到每一個瑜伽館分享禪心瑜伽時，都從生活、從我們自身開始剖析反思，不急著談技巧，先搞清楚我們到底為什麼要日復一日地堅持練習，每天我們快樂與煩惱的根源在哪裡。我們這顆心總是希望好，害怕壞，可是好壞之間該怎麼辦呢？歸零，就是在好壞之間下手，回到中道，接受一切。因為做不到，我們才需要瑜伽、禪修、太極等，需要經典哲學，知行合一，走上智慧的道路。

歸零，是表裡如一的美。歸零，不是結果，而是狀態，是過程，是讓一切回到平常。這個世界從來沒有絕對的寧靜，真正的寧靜，是我們對這個世界的反應。願我們在追尋寧靜的路上，事忙心不忙，事亂心不亂。於美好處，歸零；於無聊處，歸零；於風口浪尖處，歸零。

時光

聽朋友聊起一本書的名字

《時光中的時光》

覺得這名字很美

我們把追逐的慾望，變成小斧子、小錘子、小鏟子

在生命的土壤裡埋頭挖掘著，撲騰著

總是匆匆地，忘了時光

當把追逐的心，慢下來的時候

一個呼吸、一個呼吸地數著時間

忽然地，一個瞬間，就那一剎那

好像從洶湧的海面，沉向海底

寧靜，清明，一片蔚藍

一切的一切，都在耳邊，卻又遙遠

睜開眼睛，分明地，看見時光

籠罩著一切，清晰的，都是活力

每個角落裡，都笑著

原來「時光」是籠罩著光的時間

我這樣，抹去了心塵，發現了「時光」

你能不熱愛這一切嗎？

他們確實和我們擁有一樣的時光

你能不珍惜這一切嗎？

他們用沉默告訴你，愛的無盡

你能不將心靜下來嗎？

一切的真理，都等著自己，去發現

那是關於活著的意義

那是關於每個人為什麼來到這世上

那是關於愛的旅程，時光裡的時光

慢下來

一切的一切，都在眼下，不在遠方

一、瑜伽與情緒管理

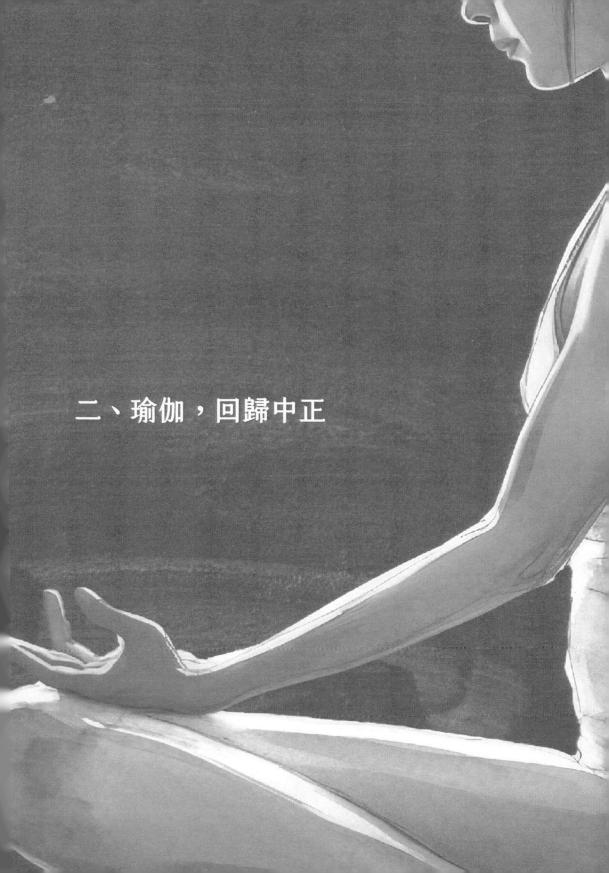

二、瑜伽，回歸中正

▎你是誰？

很多年前在去尼泊爾的旅途中，我遇到一個德國朋友，我們在機場聊得投機。他在德國當醫生，卻喜歡中華文化，常來學中醫、學太極。我們聊起太極、禪修和瑜伽，這些他都視之為東方珍寶。他非常喜歡中醫，他和我說，西醫解決的是「你有什麼問題」，而中醫解決的是「你是誰」。

回來後，我常品味這兩個問題。瑜伽、太極的練習，都是基於陰陽變化、能量轉化，和對生命整體的認知，在每個呼吸起落之間，用心覺知陰陽開合、升降虛實，在這些對立互動中，回歸身心世界的中正與平衡。

解剖，是基於一個已死的東西的剖析，基於一種物質存在；而氣息與能量，是基於一個活性空間，基於陰陽的變化、流動與平衡。解剖可以提供我們參考與輔佐，但不是根本，被剖開的東西已經失去了生命力，也失去了各部分之間的關係。

然而根本上，我們活在一個相互關聯的因緣世界。我們的心智、價值觀與生活習慣，影響著我們的思想、情緒與行為，進而影響了我們的呼吸深度與頻率、氣血運行、能量轉化和新陳代謝的狀況，也就影響了身體健康。如果我們僅在意有什麼問題出現，比如：肩不夠開、脊椎側彎、椎間盤突出等，而不追究其後的根本原因，就只能治標不治本。表面被治好的問題，過段時間還是會出現，或者換了一個形式出現，還可能因為過度治療而引發其他的健康狀況，而從根本上去探究問題出現的原因，從系統上來調整，從根本上治療和修正，才能把問題根本解決。

歸根結底，我們人類的病大多是心病。當我們基於「我有什麼問

題」來練瑜伽、治療，是把自己分解了看，把問題片面地看；而當我
們基於「我是誰」來反思、練習，才是把生命整體來看，把問題系統來
看。身心回歸中正，是瑜伽根本的道途。

　　瑜伽習練者在練習中重要的是注意觀察自身心態與體態的變化。心
態的變化可以在課上觀察到，一個人的動作、呼吸與表情，無不反映著
他的心態；也可在課外的待人接物中流露。體態的變化，一是可以測量
的三圍、體重數字的改變，二是不可測量但可以觀察、感受到的氣血盈
虧狀態，往往後者是被我們忽視的，但它卻恰恰對健康與美造成決定作
用。中正是瑜伽心態與體態練習的核心。

心的中正

雙腳踏在瑜伽墊上的瞬間，如開始一場儀式，心莊重、沉著。透過對呼吸的覺察，有意識地將心收斂回來。一吸，是對心的召喚；一吐，是沉浮於內在。一吐一吸之間，心由四處飄蕩，轉為淡然觀照，覺察身體與周遭的空間。練瑜伽，貴在讓心在場，做觀察者、審視者。

心的中正是修行的基礎，也是難點。清代李亦畬在《太極拳論 · 五字訣》中解道：「一曰心靜：心不靜則不專，一舉手前後左右全無定向，故要心靜。」

心的歷練，是一切修行方法的根本。心，決定了我們的看法與行動。同樣一件事，心態不好，就會去對抗；心態好，就會接受和包容。

養生貴在養心。心靜，氣才能收斂；氣聚，才能引領精神。如果心態總處於不平衡的狀態，氣血就會受到最直接的影響，從而在根本上影響健康狀況。心浮氣躁的人，氣都往外消耗了；心平氣和的人，氣匯聚於體內，沉沉穩穩，才能活活潑潑。《瑜伽之心》中說，瑜伽士的定義之一，就是「讓自己的氣全在體內的人」。

然而，我們的心容易落在兩邊，造成兩種「心病」。一是，太鬆散，飄忽不定，不知收攝，會使練習效果和工作效率大打折扣；二是，太緊張，執求結果，帶著太強的目的去練習和生活，會讓過程被大腦掌控而變得緊張，急功近利。

生活中我們的心多在這兩邊耗散，要麼太鬆，要麼太緊。佛陀的一位弟子是調琴師，他問佛陀：「我該怎麼用功修行？」佛陀反問他：「你彈琴的時候，琴弦太緊會怎樣？」他答道：「會崩斷。」佛陀又問：「琴弦太鬆又會怎樣？」他答道：「音不成調。」佛陀說：「要善於控制自己

的心念，就像彈琴，琴弦不鬆不緊，音樂才能和諧優美。」

心的中正，須在不鬆不緊之間下功夫。心抽身而出，做自己的旁觀者，開始觀察自己的舉手投足、情緒念頭。

瑜伽練習裡，心、大腦、身體，是什麼關係呢？打個比方，心如同交警，指揮交通；大腦如同司機，駕駛車輛；而身體就是車輛。看似大腦在發出動作指令，其實是在心的管轄之中；如同司機駕駛車輛，卻在交警的管轄之下，該停車就停車，該減速就減速，不能踰越交通系統管理的規則。這樣，便好理解身體、大腦和心的關係。

接著，交警按照什麼規則管理交通呢？按照交通規範，即是自然規律、法度與制約，這就是因果定律的譬喻了。心所依循的法度法規，即是自然法則。如果我們大腦這個「司機」，亂開身體這輛「車」，不顧心的「交警管轄」，而破壞了因果法則的「交通規則」，當然是會受到「處罰」的。

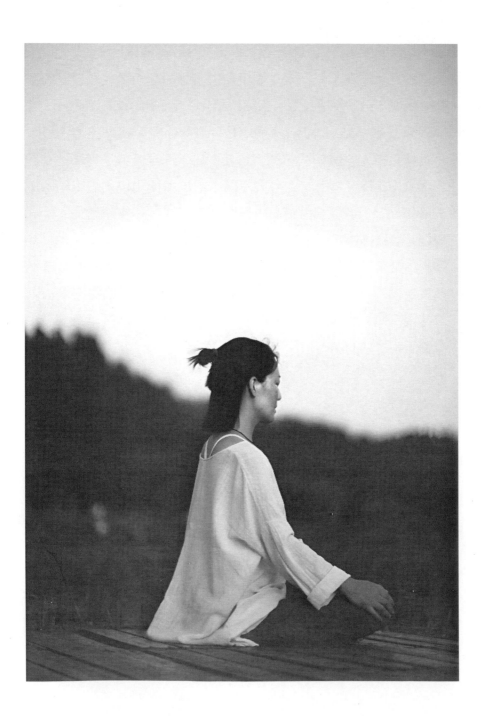

▍鬆空冥想

　　日常如何訓練心的中正呢？我的太極老師孫連城先生曾傳授給我「鬆空功」：無論在家、辦公室、捷運，或是公園樹下，雙腳停下站立，微垂雙眼，神氣內斂，周身放鬆，心裡默念三次「鬆、鬆、鬆」，覺察身體每個毛孔舒張放鬆，內外明亮；接著默念三次「空、空、空」，覺察大腦和肢體內部空洞，一片虛無。反覆默念幾個回合，而後沉默站立，感受周身內外的虛無與放鬆。如果發現神又散了，再次默念。每天隨時隨地，只要發現自己緊張了，神氣散了，就這樣坐在桌前或站起來，微閉雙眼，用十分鐘鬆空冥想，調和心的中正。

　　中正不是落在兩邊的執著，而是那個「之間」的珍惜與領悟。修正不迎不拒、不疾不徐的心，專注當下，收穫自在與安舒。

> 忘了從什麼時候起
>
> 我開始歡喜春天
>
> 每盞小嫩芽破土而出
>
> 每天不同樣子
>
> 看這些小生命
>
> 由捲曲，直到探出頭
>
> 腰板都硬朗著呢
>
> 看著就想抖抖自己的身體
>
> 伸伸脖子，舒舒頭頂
>
> 身體裡充滿著發芽、生長的活勁

瑜伽是功，而非操
體會中正圓活之趣
太極拳譜上這樣說：
「外示安逸，內固精神」
順其自然
把非要怎樣的心放下
如水
亦柔軟，亦堅剛

▎肢體的中正

身體結構是否中正，便可看出一個人的健康程度和情緒狀況。外在體態的結構決定了內在氣血的走向；內在氣血和心緒狀況，又反過來影響我們的體態。

在瑜伽裡，「健康」更有「健壯」的含義，即健康而強壯。身體的健壯和心態的健康，合起來才是健康。所以，中正是關乎身心內外健康的中道。道，既包含方法，又有超越方法的心法。

身體的中正，要先說說「力」。因為中正不僅是個形容詞，而且是一種調適的狀態，是化拙力為巧勁的過程。勁與力怎麼區別呢？力，分為真力與拙力。真力，是支撐一個動作原本需要用的力，是相對的支撐與舒展，是陰陽相濟的。

比如我們站著，雙腳自然地支撐大地，大地給我們輔佐和力的反彈；我們的身體結構保持中正，便能舒適和放鬆地站立與行走，這樣也會最省力。這時的力就是真力，亦是巧勁，其中有陰陽平衡的自然狀態。

那什麼是拙力呢？我們站著時，基於長期緊張焦慮或急於求成的習慣，雙肩會不自覺地聳起，肩膀總是吊起來，使頸椎不能得到氣血的滋養，導致各種頸椎病的發生；同時，由於呼吸變淺，僅僅從鼻腔到喉嚨或胸肺的短程呼吸，不能推動橫膈膜上下活動，臟腑就不能得到充分的氣血滋養，從而影響了健康狀況。

我們的胸椎、腰椎也慣常使用拙力。大部分女性都會不自覺地胸腔向前，翹臀向後，因為我們認為這樣會讓體態看起來更精神，身姿更性感，但卻造成胸椎、腰椎很大壓力。

胸椎前推，導致前胸後背的血液循環不暢，影響心肺功能、乳房健康；嚴重的塌腰問題會造成各種腰椎疾病；骨盆前傾，氣血不能貫通上下，導致元氣虧損，也會造成很多婦科問題。

所以拙力就是我們本來不需要用力的地方，卻長久用力，並且不自知，造成了對身體的根本傷害。重要的就是整條脊柱（頸椎、胸椎、腰椎、尾椎）失去了中正，會導致身體內外的失衡。

拙力會很快消耗我們的精氣神，過於用力的地方，一定會造成緊張與疲憊。雖然很努力，卻是錯誤的努力。如果我們一再用拙力達成瑜伽動作，卻帶來呼吸的短促粗重、感受上的緊張焦慮和身體上的刺痛難忍，不能夠在體式中觀察和保有平靜，那麼說明我們的拙力用多了，需要退回來一些。瑜伽需要努力，但不要拙力。

▎優雅體態站姿練習

　　從最重要的站姿來練習，回歸中正的體態，不用拙力去「挺胸抬頭」，從而促使氣血運轉，促進體內新陳代謝。

　　雙腳踏地，從腳底生出一股覺醒和即將開始的尊嚴。雙腳微微分開，與胯同寬，穩當就好了。每個腳趾舒張開來的時候，細微間，會體驗到腳踏實地的感受。

　　人如此渺小如塵，於紛紛擾擾的飄零中，難免失去定力，當大腦放空，覺知雙腳觸地的瞬間，才感知到大地的穩固與渾厚。每一次瑜伽練習，便是這樣一次回歸。種子降落下來，才能扎根、生長。

　　腳下調整好，為扎根向下做足準備。重要的，就是腰間了。腰脊位置的中正，決定了體態的中正，和內部氣血的平衡。所以，腰是至關重要的內外樞紐。《太極拳譜》說：「命意源頭在腰隙。」腰，是中正的核心所在，是腰胯和脊柱的交叉處，是能量匯聚開合的核心處，這就如同交通的樞紐處，造成貫通上下、迎合左右的決定作用。

　　用肚臍向後推動命門穴，使腰眼微微有鼓脹感。注意這裡不是吸肚子。而後，微微將尾骨向前卷，這樣後腰就有更明顯的膨脹感了，而不是習慣地向前塌陷。

　　臀部有點像雞蛋殼一樣包裹尾閭，由於腰胯調整中正，促進血液的循環使腰胯氣血平衡，促進新陳代謝，消解多餘的脂肪，讓氣血雕塑出最活性的曲線。內部的健康才能帶來外在體態的真正優雅。這樣的優雅，是在氣質層面的，而不僅是靠肌肉骨骼的訓練能夠達成的。

　　接著，胸廓的中正也很重要。從挺胸的習慣裡撤退回來一些，微微把胸部含回，《太極拳譜》裡說「含胸拔背」，實際是把用力推出的下

肋含下來，放鬆回來，你用雙手放在下肋，摸不到它的突出，而是順和向下的，這樣背部也就自然有自下而上的挺拔感了。不然背部總是向前推會導致長久的腰酸背痛。所以「含胸拔背」是前呼後應的一個動作，其內在就是回歸上下順暢的道理。

最後，需要將頭頂百會穴的位置微微向上提拔，這樣自然會把下顎微收回來，而形成脊柱和頭後側的挺拔，後脖子微微向後找衣領，拳譜說「虛領頂勁」，這樣使背部的督脈疏通，而能夠上下行氣。督脈主陽氣，其疏通對於氣的運行至關重要。

不抬頭也不低頭，觀照頭頂百會穴，而尾骨微微前卷，剛好與百會穴在一條垂直線上，這便調整了脊柱的中正。《太極拳譜》上講「尾閭中正神貫頂」，只有尾閭中正，才能使精氣神充足。

因為長久地用拙力的習慣，起初我們會不習慣肚臍推命門、卷尾閭的動作。可以微微屈膝坐胯，上身保持垂直，透過彎曲膝蓋來拉開後腰的肌肉與空間。這會更有雙腿沉向大地、雙腳扎根向大地的感受。注意膝蓋不要超過腳尖，這樣膝蓋就不會有壓力。

一旦身體調和中正，站一下子，身體內部就會感受到溫熱或舒張，這便是身體中正帶來了內在氣脈的疏通，而使氣血可以活躍運行的表現。頂天立地，不是一個形容詞，而是一種狀態。站如鬆，舒展而放鬆，上下有天地，人在中間立。不卑不亢，這樣站著，這樣行走，就是練功，就是瑜伽，就是生命當下的扎根與生長。

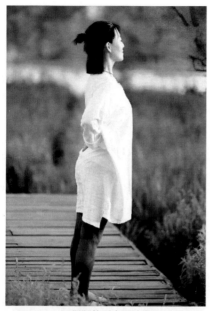

1. 塌腰的不中正站姿

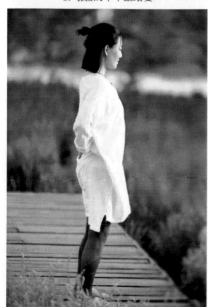

2. 肚臍向後，推動正後方的命門穴

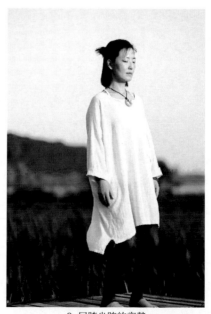

3. 屈膝坐胯的姿勢

氣血的中正

瑜伽的體式動作都是仿效自然的、鮮活的，而不是擺出來的空架子。

「生長」出來的動作，裡面才能有氣血的運化滋養，如同樹長出枝葉與開出花朵，一定是內裡的養分與能量充盈，助長了外在形態的舒展與綻放。

擺出來的動作，是靠拙力硬拉做成的，外面的動作到位了，裡面的氣脈卻因過度用力造成緊張，使氣血不能充分流通蓄養，反而使氣外溢與耗散了。這也是為什麼一些人雖然每天運動，可是卻感覺疲勞，氣色差，手腳涼，腿發虛，常有小腿沉重的感覺，這說明我們運動過度了。

「運動」二字，其實是個中正平衡的關係。運，指運氣；動，是活動。我們現代人的鍛鍊多在「動」上下功夫，卻很少有內裡氣的運化與穩定，所以消耗大，外強中乾。真正的運動，是外示安逸，內固精神的。

我們的生命立體而鮮活，瑜伽是探索生命平衡的藝術與技術。如今，哈達瑜伽是世界上最流行的瑜伽流派之一。哈達瑜伽，就是疏通氣脈、平衡生命陰陽的練習方式，從而為冥想修心打好身體基礎。宇宙間一切事物都是由對立又依存的兩個方面構成的，這兩個方面就稱為陰與陽、冷與熱、善與惡、男與女、白天與黑夜、積極與消極、快樂與悲傷，甚至生與死。它們相伴相生，相輔相成，執著一邊便會失衡，而只有相互融合，才可復歸中正。

《哈達瑜伽之光》說：「哈達瑜伽是與控制生命氣有關的一種瑜伽，它能夠透過控制呼吸來達到控制生命氣的目的。」哈達瑜伽認為我們生

命有 72,000 條氣脈，它們四通八達，從三條最主要的氣脈分出來，即左脈、右脈、中脈。這些氣脈是身體重要的能量輸送通道。它雖然無法透過解剖被看到，但卻可以被我們感知到，不是物質的存在，卻承載著生命之氣的運行。

　　哈達瑜伽主要透過動作與呼吸的練習來影響我們的生命氣。氣充盈，就會給予血足夠的推動與滋養，血液流動的速度加快，新陳代謝速度就快，便能更好地排出身體的溼寒脹氣，使毒素與多餘的脂肪代謝清暢，體態就會保持纖細而盈潤的優雅。氣血虧虛，就會導致新陳代謝差，面部暗沉，精神疲勞散亂，女性經期不調和生育問題，也會帶來很多的疾病隱患，體態要麼骨瘦如柴，要麼虛胖臃腫。

氣為血之帥，血為氣之母

　　氣，是不斷運動的、具有很強活力的精微物質；血，指血液。氣有生血、行血、攝血的作用。氣充足貫通，化生血液的功能就會加強，也能保證血液的正常運行與代謝，並增強血液的滋養功能。血既可承載氣，又可養氣。血不斷為氣的充足運行提供養分，滋養身體與臟腑。「氣不得血，則散而無統」，一旦血虛，氣也會隨之虛脫。

　　從陰陽角度來看，氣具有推動和溫煦的作用，屬陽；血具有濡養作用，屬陰。氣是人體熱量的來源，氣不足，人就會怕冷，兩腿乏力，易疲勞，容易體虛多病。氣的運化功能降低，就會影響新陳代謝，使代謝速度變慢，影響人體健康。所以，氣血平衡，是身體健康的重要條件。

　　吳式太極拳王培生老先生說：中正，「中」指中氣，也就是真氣，真氣源於氣血的平衡，氣血的平衡謂之「中」；它會影響外在身體結構，使四肢形態必周必正。

無論印度的瑜伽、阿育吠陀，還是中華的道家養生、中醫經絡學說，圍繞的都是生生不息的陰陽變化與平衡。在練習時，以心行意，以意帶氣，以氣養血，讓動作自然推動氣血的流動，才能重新連接自然，回到「生長」的活性狀態，一步步體驗瑜伽的喜樂與安住。

瑜伽

我們不是瑜伽體式的機器

而是透過瑜伽，了解自己

我們往往想要去掌控別人，征服他物

卻發現最難控制的，其實是自己

無意識於自己的手指正在蜷縮

無意識於自己的雙肩緊張地聳起

無意識於自己的眉頭又一次緊鎖

無意識於自己身體的每一寸肌膚

本來是可以呼吸的

總是跟著慾望

無止境地向外奔跑和追逐

卻忘了回看自己，那顆心

仍如初生嬰兒般單純與真摯

自然與簡單

在瑜伽裡

一次次將意識拉回到眼下的自己

漸漸舒展蜷縮的手指

彷彿可以觸碰到空氣

漸漸沉下雙肩

反倒胸有成竹地升起了自信

舒展緊縮的眉頭

瞬息間，已覺釋然

瑜伽，本不是競技

不是一個體式接著一個體式的挑戰

即使在學著做更難的體式

也僅僅是為了更深地控制自己，覺知自己

瑜伽，不是表演

只是讓心，更柔軟

柔軟如水，才堅不可摧，不是嗎？

瑜伽，是教我們放鬆的

從身體的表面，一直鬆到心裡

鬆到與藍天大地在一起，還怕什麼？

讓自己的身體和情緒能夠聽心的話

那就好啦

瑜伽，就是這樣的努力

二、瑜伽，回歸中正

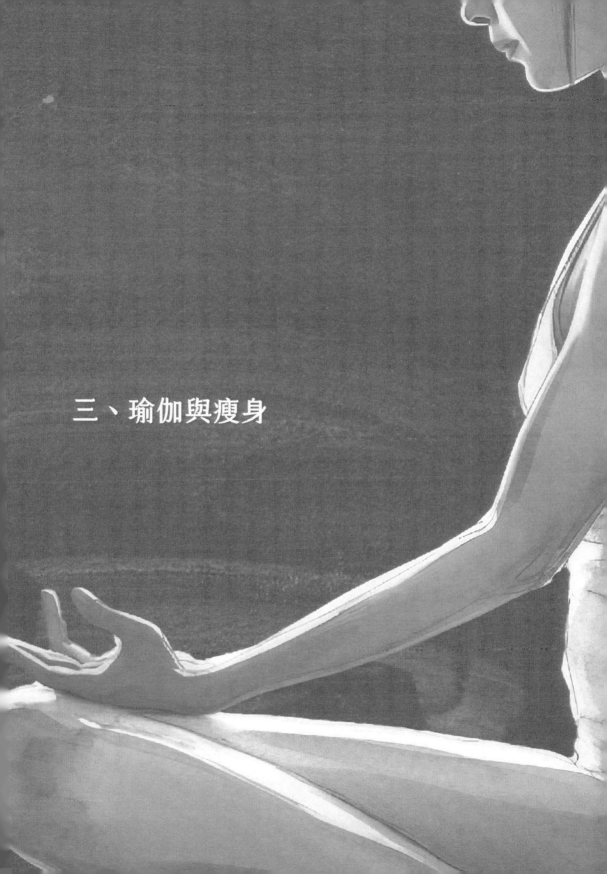

三、瑜伽與瘦身

　　在練習瑜伽的人群裡，有大部分人（尤其是女性），是以瘦身、雕塑體型為目的；也有些人是以平心靜氣、減少壓力與焦慮為目的，或者兩者兼有。瑜伽是善巧與多元的，能夠使人的身、心、靈和現實生活多方面受益。這也是瑜伽這門古老的印度修行方法可以延續近五千年至今的原因。

　　無論我們是出於身體需求、知識需求、感受需求，還是心靈歸屬的需求，都可以在瑜伽裡找到相應的方法，並且經由一扇門的進入，只要保持好奇心和持久的耐心，便可以打開和經驗到超乎想像的無限世界，而這個無限世界是和內在的無限緊緊相連的。越是向內，越是廣大。

　　瘦身和保持體形，在瑜伽人群的需求裡比重最大。一個長期練習瑜伽而保持良好體型的人，同時具備瑜伽的生活態度，他們看起來也是健康、優雅、內在充盈的。然而隨著生活節奏越來越快，人內心的焦慮、緊張也隨著外在世界的律動而加劇，瑜伽的靜心需求在全世界也變得越來越受到歡迎。其實瘦身與靜心，並不僅是表與裡、粗層與精微層的需求，而是一體兩面的。

怎麼理解瘦

　　一個良好的心態，會直接影響一個人的體型和體態；氣血平衡、結構中正的身體更是有利於形成相對平和的心態。所以在瑜伽裡，瘦身不僅僅是表面的鍛鍊，它時時刻刻和內心關聯。只有與內心關聯，瘦身的效果也才更持久、更深入。

　　中正理解和練習瑜伽的人，不會再因為怕胖而緊張兮兮地吃飯，忘了美食帶給我們的享受；也不需要每天丈量三圍，為了減去哪裡的肉而急功近利地過度鍛鍊。他們會更加放鬆，享受著每個瑜伽體式的舉手投足，享受著這過程與空間；他們更加專注於每一個起起落落的狀態，每一個動作和下一個動作的演變過程，專注於呼吸與動作的配合與連結。

　　這些專注與放鬆，進而帶動了情緒的穩定和內在氣血的順暢流動，帶來了身體新陳代謝速度的加快，呼吸自然變得輕盈細膩，甚至可以感受到血液流動過程中的暖意與歡喜。伴隨著這樣的瑜伽練習，日復一日地持續，身體自然會瘦下來，而且是健康的、勻稱的纖細，而不會是羸羸弱弱、氣血匱乏的；是在健康的基礎上保持良好的體型和體態。

　　在瑜伽的哲學裡，瘦是表裡如一的。就如同一條河道因為雜質和垃圾的堆積，而使水流渾濁甚至局部停滯而變臭，河道也開始變細甚至局部淤堵。我們想清理河道，不僅要清理河道兩邊溢出的垃圾和淤泥，也要清理河道本身。瘦身便是這樣的道理。我們需要保持身體氣脈的通暢、氣血的平衡，才能使新陳代謝加速，而自然排除掉身體的溼寒瘀滯和多餘的脂肪。瑜伽的瘦身，是一個健康的內外淨化過程。

▍瑜伽與飲食控制

伴隨著中正的瑜伽練習，不急不緩，循序漸進，持之以恆，我們對食物的慾望也會自然降低，而不是靠意志力硬去節食，我們更能敏銳地感知到身體什麼時候需要吃，而什麼時候只是想要吃；由於自身在練習中體驗到的充足感和對念頭情緒的覺知力和控制能力，也就不會因為情緒和慾望的需要而沒完沒了地吃東西了。

在日復一日的瑜伽裡，我們慢慢適應一個人練習、一個人待著的單純時光，甚至開始享受這份單純，也就不需要像從前那樣，非要吃點什麼來填補空虛和無聊了。所以，看起來是瘦身的約束，其實是對慾望的管理，對心的訓練。這本身，就是在靜心。

長期練習瑜伽的人對肉類和刺激性食物的慾望，也會隨著身體的清潔而自然降低，會更加喜歡吃悅性平和的食物，而減少刺激性食物的攝入。因為吃得太多或太刺激，都會影響瑜伽帶給身體的平和感與舒適感，而使人變得激昂不安或懶惰、不清明。一旦努力地練習瑜伽，真切體驗到身心更舒適安和的狀態，我們對吃一頓大餐或喝濃茶、濃咖啡、烈酒帶來的短暫快感和滿足，就不會有那麼大的興趣了。

這一切瑜伽淨化的過程，是從自己的眼前出發的，透過自然而然的訓練，慢慢淨化身心並形成新習慣，而不是一開始就壓抑自己對肉類的慾望而強制自己吃素，或壓抑自己對咖啡的依賴，從此看都不看它一眼。

任何事物都具有力的反彈，如果我們太用力去制止一件事，必然會把壓抑堆積在那裡，長此以往，終有一天會爆發出來。這也就是為什麼很多人缺乏對科學斷食正確方法的引導和認知，強制自己一天或者很多

天地斷食，於是導致了之後的暴飲暴食，而造成了嚴重的身體和情緒的
失衡問題。

如何吃健康？怎麼吃不胖？

瑜伽經典《哈達瑜伽之光》認為，「過度」妨礙瑜伽練習，或許使之變得無效。「度」的掌握，其實是最難的，甚至比好與壞、高與低、多與少、有與無、靜與動、是與非都難。難在哪呢？難在「之間」，難在「正好」，難在「不偏不倚」。禪者的風範，歷來被傳頌著八個字：「餓了就吃，睏了就睡。」到底怎麼吃才不過度，吃得沒煩惱，吃出禪味呢？我們便來說說飲食。

瑜伽經典《薄伽梵歌》說，不吃或吃得太飽，都沒有任何益處。我們要麼見到好吃的控制不住暴飲暴食，由於吃得太多而後悔，下一頓甚至第二天都不吃了。很多厭食症或胃部疾病也都是這麼折騰出來的。

吃得太飽是什麼感受呢？昏昏沉沉，只想睡覺，這是因為胃裡裝滿了食物，能量彙集到胃部去消化食物，使體內氣血不穩定，身體疲憊，睡不踏實。相反地，減肥人士常使用「餓」的辦法，餓得暈頭轉向、血糖低，沒有精力做事情，由於氣血虧虛也很難專注，還嚴重地影響身體健康。吃了太多惰性屬性的肉類食物和變性屬性的咖啡、茶及刺激性食物，自然也會減少身心的清明狀態，做什麼事都不得投入全然的精力，以上都是「飲食過度」的表現。

《哈達瑜伽之光》中說：「均衡飲食就是：食物可口，甜的，（讓胃）留出四分之一的空間，為取悅內在之神希瓦而飲食。」留出空間，才會讓氣血流動不受阻礙，才會體驗到內在精氣神的祥和。我們都有體會，吃得太飽後，練習瑜伽體式，要麼打嗝脹氣，要麼噁心想吐，要麼昏昏沉沉練不動，便是因為吃得太飽而沒有空間讓氣息流動起來，也就減慢了血液流動的速度，從而減緩了新陳代謝的速度，使身體出現隨之

而來的昏沉疲憊，這種感覺甚至會持續好幾天，還有可能導致身體其他病灶的出現。所以，很多老人長壽的祕訣便是，飯吃七分飽，讓內在留有空間，感受清清朗朗的。

對於如何選擇食物，《哈達瑜伽之光》談道：「下列食物應被認為是沒有益處的：反覆加熱的、乾的、太鹹的、太酸的，沒有益處的綠色蔬菜，這些都是被禁止的食物。瑜伽士應該食用有益健康的食物，如甜的、潤滑的、牛奶做的、對身體的基本元素有營養的、適合個人口味和心意的，以及有益的和滿足（瑜伽食物之）所有條件的食物。」

瑜伽哲學認為，萬事萬物均有三種品質，也就是「三德」，它們是悅性、變性和惰性。飲食也分為三個屬性：悅性、惰性、變性。悅性的食物（蔬菜、瓜果、穀物等）會帶給身心更多的輕盈、清淨和喜悅；惰性的食物（主要指肉類）吃多了會讓人感覺身體疲乏，而且因為不好消化使體內毒素堆積，讓身體感覺沉重，產生更多的負面情緒；變性食物（咖啡、濃茶、加工食品等）食用多了會讓人的情緒不穩定，很難平和。

所以瑜伽飲食哲學建議大家：為了保證身體的純淨和情緒的相對平和，多吃悅性食物，少吃或不吃惰性食物，減少變性食物的飲用。也有很多人吃素，為了環保，為了減少對生命的殺害，或是出於宗教信仰等原因。並不是說練瑜伽就一定要吃素，但一段時間後，我們會自然喜歡吃清淡的，也就是悅性屬性的食物。因為身體的毒素少了，身體的惰性成分也會減少，所以變得更加敏感，更加喜歡吃相應屬性的食物。

以素食為主，或者有意識地減少肉類的攝取，或提倡自己或家人在一週的某一天吃素。另外，早餐、午餐營養配比豐富，晚餐少吃或者不吃，這都是一些健康塑型的方式。但現代社會的生活壓力大，如果做不

好飲食的補給和調配，相應的瑜伽、冥想等身心調養練習又跟不上，很容易導致精神不集中、體力不支等等，所以建議大家飲食盡量清淡，但不一定非要吃全素，根據個人身體情況、家庭成員需求平衡情況和瑜伽練習的狀態，來安排每個階段的飲食配比。

當然我會和大家建議：即使吃肉，也盡量不殺生，不吃活物。在日常生活中培養和發掘我們每個人內在的善性和清淨，對每個生命的憐愛，也會讓自己累積更多的福報，帶給身邊人好的影響。前些日子看到一本瑜伽書籍裡關於「不殺生」、「不傷害」的主張：必須記住，不論何時我們運用身體或心智的力量，只能對事不對人。不要忘記，我們都是宇宙本體的化現，對任何事物永遠不要懷恨在心，而是永遠慈愛。

生活無處不瑜伽。在飲食裡，也可習得智慧，而智慧在於「度」的掌握，更在於隨順。既不因為不吃或吃得太飽，導致瑜伽練習的失效和身心的失衡；也不因為「吃素才對」或「吃肉營養才夠」的執念，影響營養均衡，及家庭關係和社會關係的和善隨緣；當然更不因為僅僅滿足自己的口腹之快，而傷害了另外一個生命。自己能做主的時候，便不那樣做。自己不能做主的時候，便隨順因緣不煩惱，但你可以決定自己吃或不吃。用自己去感染別人，而不是強行改變別人。吃飯，也是這樣。

聽自己身體的需要，餓了就吃。再合理的飲食，不餓的時候吃，也是過度。餓了，就是身體需要吃，而不是慾望想要吃。當然最重要的，就是懷著什麼心情吃。再悅性的食物，我們挑三揀四地吃，吃到肚子裡，也就變成變性食物和惰性食物了。

飲食也需要禪心。吃得剛剛好，不多也不少。心滿意足地吃，平平淡淡地吃。隨緣吃，都好吃。

▌減肥也是修行

　　對於一切事物的慾望，不壓抑，也不放縱，這就是瑜伽的智慧。瑜伽的練習帶給我們更自然的健康減肥的過程，這個過程是帶著覺知的，更是自律和自我修養的過程，不會痛苦，也不會形成更強的執著心。

　　減肥的過程，亦是修行的過程。我們既不要說我更注重內涵而不需要減肥；也不是只會用量尺丈量身體而忘了內心的分寸。減肥與靜心，是瑜伽內外兼修的同步過程。只有內外兼修，才歸於中正。

　　做任何一件事，都是過程中的品味與歷練。而不執著結果，這本身的心態就是瑜伽的狀態。維持的不僅是體態，更是心態。減去的不僅是贅肉，更是煩惱。

　　觀察自己和學生們這些年持續練習禪心瑜伽與冥想，關注內外的中正平衡，體型和心態都有了很大的變化。即使我練習快二十年了，這種變化依舊在發生。自己最早是易胖的體質，用了很多減肥辦法都不能長期奏效；而如今根本不需要刻意節食或加強練習，日復一日地調養氣血、疏通內循環，體態就會在很輕鬆的心態下輕盈起來，還可以用心享受生活、享受美食，而不是每天把減肥的壓力頂在心頭。身體呈現出來的線條也會更加舒展而不羸弱；氣的蓄養修煉，會帶來更穩定的身心狀態，讓人專注和輕鬆地投入每一天的工作，不負歲月。

　　瑜伽「樂」與「住」的體驗，是層層深入的。這些由內在生出的喜樂與寧靜，會幫助我們打開生命更廣闊的視角，對美有更深層的認知與追求。優雅的氣質不是靠化妝品化出來的，不是靠名牌服飾包裝出來的，也不是靠「豐胸翹臀馬甲線」表現出來的。淺層之美，僅在撩撥人的慾望，讓人失去心的穩定，而被空虛的激情俘虜；深層之美，則

在淡然自處，悠然自得，清風自在，不造作、不假裝，卻有耐人尋味的餘溫。

日本服裝設計師山本耀司說：「女人的美在骨不在皮。時尚不會讓你變得性感，你的經歷和想像力才能讓你變得性感。而要想得到這些性感沒有別的捷徑，唯一的方法就是你得好好生活。」氣質之美，是需要內外兼修的。給自己時間，回歸身心的中正，耐心生活，伴隨時光逝去，美到骨子裡。

瑜伽，一邊修身，一邊靜心

自己教瑜伽這幾年，來學瑜伽的夥伴，大概各有各的訴求 —— 有的希望減肥，有的希望健身，有的希望輔助治療身體，有的希望減壓，有的是填補一些空閒時間，也有的是來靜心。

每種需求的會員我們都是歡迎的，因為每個人去選擇做一件事情，總是源於自己的一個問題或期望。而我總會對需求不同的會員給予針對性的建議，也總會說：不論你為什麼來練瑜伽，只要堅持練習，瑜伽總會帶給你很多你想不到的變化。

經常有學生問我：為什麼我也一直在練瑜伽，但感覺自己還是心浮氣躁的，遇到事情還是容易急呢？

在練瑜伽一段時間之後，仍然覺得自己心浮氣躁，心態變化不大，這其實是個好事，說明我們在進步了，因為現在自己會有「覺得」和「觀察」，知道自己心浮氣躁了，這就是明顯的進步。以前我們一樣心浮氣躁，而且心和行為會跟著這些躁動的情緒走，但不自知，渾渾噩噩。

透過一段時間的瑜伽、禪修，我們的心開始「知道」了，好像慢慢地提煉出另外一個自己，在後面看著自己：一下子躁動，一下子安靜，一下子哭，一下子笑，情緒真的很無常並難以掌握。遇事仍然會生氣，但是生氣背後，好像比以前多了後悔和反省：「我怎麼練了半天，還是這樣呢？」這其實是一個更深入的開始。我們開始看向自己、反問自己了，想把瑜伽的練習擴展進生活裡了，我們開始想尋找連接的方法了。所以，首先要恭喜我們自己，別氣餒，並耐心繼續下去。

從眼下真實的狀況開始瑜伽

然而並不是每次瑜伽的開始，都那麼充滿新鮮和熱情，有時會懈怠懶惰，不想動。但重要的是，心不要馬上去認同情緒、縱容情緒。

我們只要帶著當下真實的身體狀態和情緒感受，從眼前開始瑜伽和冥想，這樣不是更有意義嗎？練習中，隨著動作和呼吸慢慢專注，向外流溢的能量慢慢收攏，氣脈裡的濁氣、脹氣慢慢被收攏和聚集的能量排除出去，氣脈從而得到了疏通，怠惰疲憊就被舒展和清爽取代了。瑜伽就是清理身體和情緒障礙的過程，是淨化的過程，所以要持之以恆。

這樣看來，拙重與清爽，懈怠與專注，只是我們身體狀態的一體兩面，身體就如同運轉著的太極，別想著永遠去除消極的那一面，反而應該讓它成為提醒，幫助我們更好地轉化和平衡。瑜伽就這樣讓我們漸漸體會到對待自身的善巧，也就長出了包容的能力。如同沒有黑夜，何來清晨；沒有陰雨，何來陽光；沒有犯錯，又談何修行。看似不好的出現，卻藏著好的種子。

越練習越急迫，這是瑜伽嗎？

身為瑜伽老師，我們要做的不僅是瑜伽體式動作的教授和課程編排的創新與變化，更要從學生的不同需求開始，既給出針對性的專業指導和練習方法，又要給出更長遠和深入的引導，尤其是瑜伽和生活瑣事對接的方法。

身體和情緒問題的背後，其實是心態的呈現。老師要給出的方法，不僅是為了幫助他們解決急迫的問題，更重要的是讓他們學習放下急迫感。而如今我卻看到一些學生越學越緊迫，總覺得老師是把尺，每天丈

量出自己的一大堆問題需要馬上解決。越練習越急迫，這是瑜伽嗎？

自五千多年前瑜伽產生以來，瑜伽的第一義就是「從苦中解脫」。而從最早出現的瑜伽流派業瑜伽、智瑜伽、奉愛瑜伽、王瑜伽，直到一千九百年前哈達瑜伽流派出現，瑜伽一直以來都關注生命內在探索之道的完善。

業瑜伽強調在日常行為中的修持；智瑜伽強調哲學理論和冥想實踐並重的修持；奉愛瑜伽強調「信」與「愛」；王瑜伽強調修行的次第即「瑜伽八支分法」和冥想在瑜伽修行中的「王道」（一切次第的修持都是在為禪定做準備）；哈達瑜伽強調陰陽調和，主張氣血平衡是身體健康強壯的標準，更是修心和內在探索的基礎。

身為老師，要清晰瑜伽這個「地圖」，而把不同需求的學員帶向各自的「目的與方向」，但同時不能以偏概全，而要領悟瑜伽「殊途同歸」的本質。

當然，成就每件事情的主因，還是在自己，所以每個學員是否能堅持下來，是否能由表及裡一步步深入地練習和感悟，要看每個人的根性和因緣。瑜伽老師的職責，要努力去做，而剩下的隨緣，不能把個人意願強加給別人。

儘管我們每個人練習瑜伽的目的有所不同，但是不要只從一個角度理解瑜伽，有時候需要忘記我們起初來練習瑜伽的目的，單純地練習，享受過程。不是非要利用這次練習達到一個什麼目的，減肥也好，靜心也好；而是純粹地在練習，全然接受自己眼下可以做到的和做不到的部分。

這樣，我們會更放鬆，更加回到對過程的在意，而非對結果的執著。反而這樣會有可能無心插柳柳成蔭，當我們真的在瑜伽裡實現了當

初的目的時，會發現它已經不是那麼重要了。因為我們獲得了更深入的滿足，感受到了內在的喜悅。正如《瑜伽經》裡所說，「由於滿足，人得到最大快樂」。

　　瑜伽，本就是一個過程。正如我和一個會員說：別急，只要堅持下去，每個階段都會有更深入的變化。我們永遠不會有一天說：「好啦！我已經靜心啦，我不需要任何練習啦。」我們只會有更深入的體會和更細膩的覺知，並且在生活和工作裡看見。

　　改變，並不是改錯，其實是歸零，回來做自己。我們知道做回簡單的自己，才會自在、舒服和心安。反而這樣，很多以前求之不得的事，現在輕而易舉地獲得了；以前忙得神魂顛倒，現在卻更有條理、更有效率，甚至更悠閒、更從容。

　　這就是瑜伽在發揮作用了，由身體的表面漸漸深入內在；由內在又漸漸浮現出表面。表裡如一地做人，表裡如一地做事，表裡如一地活著。如水一樣流過的人生，需要耐心地經過，細心地品味。

女人的本性，是溫暖

又是一個陽光午後，

光線輕柔地鋪進窗口，

白紗簾輕輕飄起，

悠悠禪樂，淡淡藏香。

當你安坐在陽光裡，

呼吸輕得可以讓人飄起，

窗口吹進的風，

撫摸著你的孤傲和淺愁。

與這城市的喧囂並存的，

是另外一種和諧。

你靜默地與性靈交流，

生命的美就在於此。

在每個瑜伽的舒展中，

你覺知著內心深處的安詳與感動。

在身心的溫暖相應中，不思，也不議。

女人的心充滿著愛和善良，

女人本就應該是溫暖的。

女人將你的溫暖傳遞，

傳遞給你的父母，你的愛人，

你的小孩，你的朋友和同事。

溫暖是一切的原動力。

你用你溫暖的手撫摸著愛人和小孩的臉龐，

你用你溫暖的笑容給予他們力量，
撫平他們的勞累和創傷。
女人的本性，是溫暖。

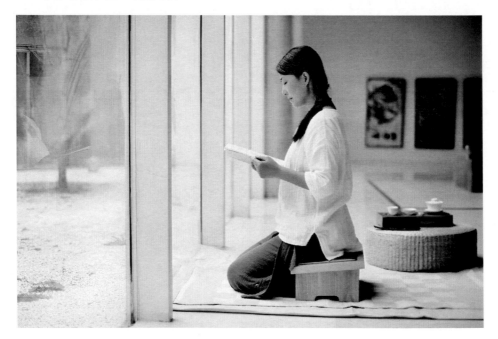

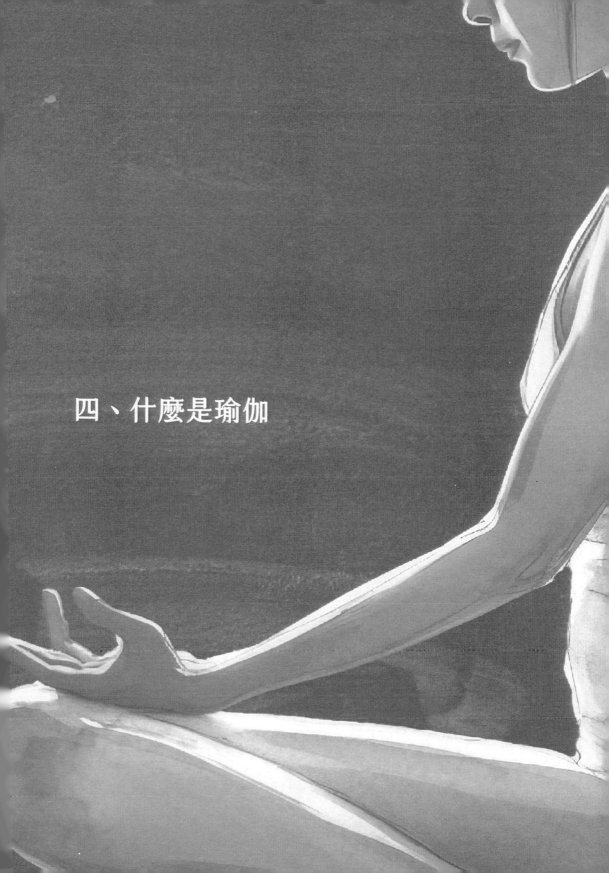

四、什麼是瑜伽

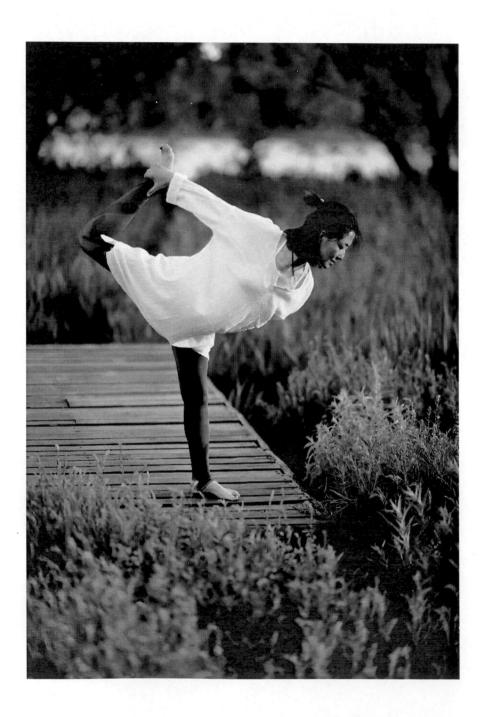

瑜伽，即整合，連結

自己教授瑜伽這十幾年來，我發現大多數人會在「兩極」上看待瑜伽：有些人認為瑜伽是雜技，需要有極大的柔韌性才能把身體彎曲成五花大綁的樣子；有些人覺得瑜伽是修身養性、不食人間煙火的，太靜太慢；有些人又覺得瑜伽太快、太難跟不上；有些人覺得瑜伽是靈修；有些人又覺得瑜伽是體操。對瑜伽的認知還真是五花八門。

記得有一次去看朋友的畫展，我的學生是一個女畫家，她對迎面過來的一位男性畫家朋友介紹我說：「這是我的瑜伽老師牟木。」只見那位男畫家立馬用他的眼睛掃視了一下我的身體，接著問我：「瑜伽老師是不是都能把腿掰到脖子上啊？」我笑了笑說：「那倒不一定，但都能把心放肚子裡。」說這句話時，我很清楚自己的內心是帶著一種「反擊」的。

然而，即使是我上面的回答，亦是落在了對瑜伽一極的看待。瑜伽老師都能把腿掰到脖子上嗎？不一定。瑜伽老師都能把心放在肚子裡嗎？其實更不一定了。這都是落於偏見的回答，違背了瑜伽的根本意義：整合，連結。

落於一極的看待都是斷見與偏見。當三千多年前古印度典籍《吠陀經》裡第一次提出將「Yuj」這個梵文作為「瑜伽」的詞根，瑜伽的根本意義就被解釋為：整合，連結。

整合什麼，連結什麼呢？我們一定會問。然而千萬別僅僅從概念上去解釋這兩個詞語，那就把我們局限住了，而今我們的頭腦裡已經塞了太多的概念、定義。重要的不是我們聽說了什麼，而是正經歷著什麼。

每個練哈達瑜伽的人，都會有身體越來越柔軟的體會，而與此同時，基於自己的努力與專注，心緒也會比從前有所整頓。但如果練習者

僅僅停留在瑜伽的動作去練習和挑戰，而忽略了動作背後的瑜伽哲學，和瑜伽狀態在生活裡的整體落實，就會越練越成為「瑜伽體操員」，而不是真正意義上的「瑜伽人」，也更失去了那顆平和的心，在動作上急功近利的習氣更會在生活裡支配我們。

透過訓練王瑜伽和智瑜伽調伏內心的人，透過訓練奉愛瑜伽的人，也都不會是身體特別僵硬的人。這不正是在以不同的方法，達到相同的整合和連結的目的嗎？然而如果我們僅僅執著於自己的瑜伽方式，而不能打開來補充自己不足的部分，就沒有真正實踐瑜伽「整合」的意義。瑜伽是對生命每個面向如實地了解、開發和運用的過程，只執著於一極，是落在極端的視角，而瑜伽是多元的、變化的、整合的、連結的。

我自己每天盤坐在打坐墊上準備冥想時，或踏上瑜伽墊的那一刻，很多時候心是鬆散不定的，頭腦帶著混亂疲憊，而基於幾十分鐘的練習，讓心專注覺知在動作與呼吸上，明顯會感到氣息漸漸平順了，身體漸漸舒展有空間感了，而內心再一次經驗到當下，那是最新鮮而真切的經驗 —— 我再一次把注意力放回到眼下在做的事情上，再一次體會到心的「在場感」。完成練習後，投入工作、讀書、寫作或是畫畫，都更加專注清明，更加有效率，感受到不愧對當下的滿足感。

與其說「整合、連結」是一個瑜伽哲學的概念，不如說是一種「心在場」的狀態。誰希望過四分五裂、心猿意馬、七上八下的日子呢？誰都需要「整合」，誰都想活在當下，所以誰都需要瑜伽。瑜伽是一種狀態，只是選擇達成瑜伽的工具不同而已。

瑜伽，是實踐的藝術

瑜伽既然是一種活在當下的狀態，如何達成這種狀態呢，也就是到底瑜伽有哪些方法可以達成「整合與連結」呢？

瑜伽學派分為兩大類

簡單歸納，瑜伽學派分為兩大類。第一類瑜伽是從認知上出發，也就是透過學習與實踐，來樹立正確的觀點：我們怎麼認知和觀察這個世界？我們怎麼認知和改變自己？我們如何處理自己和世界的關係？這類瑜伽幫助我們建立生命智慧，減少無意義的行動，減少帶來煩惱的因。這些流派包括：智瑜伽、業瑜伽、奉愛瑜伽。

智瑜伽透過閱讀經典和練習冥想達到這個目的；奉愛瑜伽是透過對神的虔誠信念與奉獻而達到梵我合一的連結目的（這裡的「神」可廣義地理解為「梵」的智慧）；業瑜伽是在日常生活行為中訓練，減少對事情結果的執著，以無執的心專注當下。

第二類瑜伽是從身體訓練出發，日復一日地練習，感受到身心與呼吸的平衡關係，從而影響舊有習慣與認知的改變，重新回歸中正的狀態。這類瑜伽幫助我們平衡身體能量，對心的覺知更加清明。主要流派包括勝王瑜伽和哈達瑜伽。

勝王瑜伽（王瑜伽）是透過實踐瑜伽八分支法，從行為戒律、感官控制、專注冥想的一系列訓練方法而達到三摩地的解脫狀態。哈達瑜伽是透過體式動作的訓練調和生命之氣，而達到控制心意的目的。

所以，從瑜伽發明至今近五千年，以上兩大類的五個瑜伽流派貫穿

著漫長的瑜伽史。雖然現代社會更流行哈達瑜伽，但根本上更是五大流派的合而為一。無論哪個流派的瑜伽，其目的都是「控制心的意識波動」。只不過一類是從認知出發，一類是從身體出發。

實踐瑜伽的兩個誤解

關於實踐瑜伽，也容易有兩個誤解。首先，別錯誤地以為第一類瑜伽不需要實踐，難道日復一日地閱讀經典與冥想禪坐，並把所學放在行為中檢驗修正，不是實踐嗎？其次，別誤認為每天練習瑜伽體式和冥想就是在實踐瑜伽了，我們有意識地把這種實踐和生活工作結合了嗎？

瑜伽是修與行的結合。僅僅關起門來修自己，不放進生活去檢驗，就會如同溫室裡的花朵經不起風雨。所以雖然我們自己修得很美好，但當生活中的煩惱和執著並沒有減少時，就要注意把所修與所行切實結合了，生活是我們更真實的瑜伽墊和打坐墊。

瑜伽是表與裡的合一。瑜伽是身心合一的藝術。有怎樣的心，就有怎樣的身體外化和生活狀態的呈現；有怎樣的心，就決定處事的態度和一切關係的處理方式。

瑜伽的出發點就在於控制心，方法在於認知心和訓練心，而目的在於使用心。畢竟在使用這顆心的時候，才能使自己和他人、世界發生連結的關係，而能真正有益他人。為了回歸慈愛，瑜伽是實踐的藝術。

▋瑜伽，即「不二」

現代瑜伽大師克里希那瑪查雅說：理解「不二」，非得先了解「二」不可。「不二」這個概念就暗示著「二」。

那什麼是「二」呢？好與壞，對與錯，是與非，高與低，左與右，裡與外，男與女，深與淺，陰與陽……我們所處的世界就是二元的世界。沒有這一邊，也就無法比較出那一邊；沒有這一邊，也就無法命名那一邊。所以二元看起來是對立的，實則又是相互依存的。一切道法，都是在二元融合統一的道路上成就的。

《哈達瑜伽之光》中解釋：「哈」代表「太陽」、「右脈」、「熱原則」或「右鼻腔」。「達」代表「月亮」、「左脈」、「冷原則」或「左鼻腔」。哈達也意味著一種力量，堅決的努力。

《奧義書》中解釋，瑜伽是從二元的痛苦中解脫。因為執著於「二」，所以有了苦。從「二」中探索「不二」，借助「二」回歸「不二」，便是瑜伽的過程。

現代人對哈達瑜伽的理解更多是在動作上，而哈達瑜伽作為瑜伽五大流派之一，比其他四個流派出現得都晚，而它並不是為了身體的瑜伽，而是透過身體的瑜伽。

這樣一來，如果今天再有人問我「瑜伽老師是不是都能把腿掰到脖子上」，我就可以做出更完善、更有智慧的回答：「我是為了把心放肚子裡，而練習把腿掰到脖子上的過程。」

異曲同工地，「哈達」與「太極」都指向了「陰陽」。什麼是太極呢？清代王宗岳《太極拳譜》解：「太極者，無極而生，動靜之機，陰陽之母也。」無極生有極，有極生太極，亦是「二」與「不二」的寓意。

陰陽為二，陰陽和合為不二。執著陰或執著陽都是二，只有融合二元，不偏不倚，方得中正。老子《道德經》說：「道生一，一生二，二生三，三生萬物。」一切修行的路，都是回過頭來，檢省內在，梳理生命的過程。

瑜伽便是邁向「不二」的工具。克里希那瑪查雅說：「二」必須被辨識出來而後結合在一起，否則即使「不二」這個概念，也只會成為一個認知對象。

我們非常容易從知識概念上被這些詞繞進去，而瑜伽是實修實證的過程，僅僅從大腦理解這些定義，是沒辦法體會到它給予我們的喜悅與滿足的。所以，我們需要去練習，去日復一日地重複，一次次從大腦忙碌的線性思維中抽身而出，從好壞對錯的執著中抽身而出，無論我們在修習哈達瑜伽還是在修行冥想，在單純地覺知呼吸的過程中，才能體會到眼下的存在感，心的在場感，體驗這種在拿起與放下之間的觀照，實與虛之間的轉換，才能於須臾間領略「不二」的流動萬變。

生命的美感，亦在於此。一切的定式，都是由剎那的變化而來；一切的定格，都是短暫的火花。唯一能守住的，只有這顆觀照變化的心，這個屬於觀察者的視角，全然去做，去感知，去承擔，才不會迷失在紛亂的二元世界中。

有一次，我和太極老師打完拳從公園往出口走，飄著雪花，老師對我說：「你看這些飄著的雪花，用心體會體會這個『飄』。」我倏然被當下的那個情境打動了。隨後的日子裡，無論在打太極時，還是練瑜伽時，我心裡似乎都有這樣的參悟。

飄，於陰陽變化之間，無論得失與悲喜，隨順而來，隨緣而去。

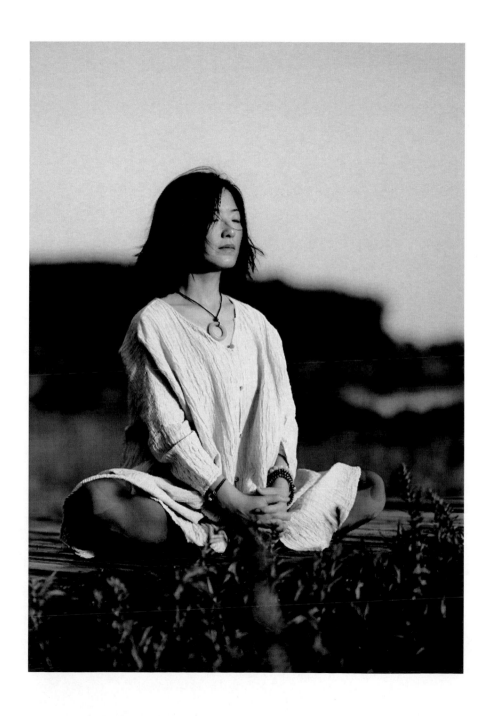

瑜伽八支分法與安心之道

　　我的師父明一法師常說行無為法的精神，「只問耕耘，不問收穫」。瑜伽的目的，即是安心。

　　我常和瑜伽館的夥伴們分享，我們為美而來。瑜伽確實可以美容減肥，然而美容減肥只是瑜伽的副產品，瑜伽更重要的作用是靜心。心調柔了，氣血就會相對平和，身體自然會柔軟順暢，皮膚自然會因為精氣神的飽滿，由內而外地亮起來。如果保持對瑜伽的知見堅持修習幾年，不僅僅是強身健體的收穫，更會收穫心的平靜和喜悅。

　　瑜伽聖哲帕坦伽利在《瑜伽經》中強調：瑜伽是身體力行的哲學。透過這十幾年層層深入地修行瑜伽，從身體出發，漸漸進入內心；以內心為根本，漸漸影響瑜伽與生活的方式。我對瑜伽八支分法不再只是停留在起初看學術理論的知識層面上，而是每讀一次都有更深一層的體驗與領悟，在實修基礎上的經典閱讀，確實會得到更深的印證與指導。

　　瑜伽八支分法就是實現瑜伽的八個步驟。

　　第一，制戒，不殺生、不偷盜、不說謊、不縱慾、不貪婪。這些普世的道德規範告訴我們，身為一個社會人，要知道什麼該做、什麼不該做。因為生命的運作基於因果，善有善報、惡有惡報，種瓜得瓜、種豆得豆。

　　此刻我們活成什麼樣子，完全是由自己的過去決定的。一個念頭的生起引發一連串念頭的接續，導致隨之而來的行動，帶來身心的感受與情緒，造成對他人、環境的影響；而後又再生出念頭、行為、感受、互動，循環往復。所以，管理我們的明天，就是從控制我們今天的心念開始。戒律，便是對今天的克制和對明天的改善。

　　第二，精進，純淨、滿足、苦行、研讀和敬神。要擺脫那些根深蒂固的、擾亂安靜的念頭與慾望，並不那麼容易。專注於一件事情，能幫助我們安靜下來，並減少貪婪、憤怒和自私的習氣，漸漸培養出瑜伽的思想。瑜伽提供了這些精進的辦法：淨化身體、平衡能量，修行知足心，嚴格自律，閱讀經典，或透過信仰至高的存在來減少我執。

　　《瑜伽經》中提到，「由於滿足，人得到最大的快樂」。我們快樂與否，不是來自擁有的多少，而是對已經擁有的感到知足。這心態絕對不是形而上的哲學，它們非常實用與具體。比如當我們吃飽了卻還想吃的時候，告訴自己「其實我已經飽了」。衣櫃裡的衣服還有沒剪掉標籤的，可是看見漂亮衣服還是想買的時候，就告訴自己「其實我的衣服已經夠多了」。時刻擁有一顆知足的心，就可能享有更多寧靜的快樂。

　　第三，坐法。給身體一個最容易久坐不動的姿勢，控制那些出於習性但不必要的行為，比如左顧右盼，不被雜念牽著走，讓心留出觀察的空間，專注於呼吸。

　　第四，調息，專注於外部或內部對象而引起的呼吸變化。其實我們日常生活中都有這種經驗，當我們專注於一件事情時，好像達到了「忘我」境界，呼吸非常緩慢細膩；但是日常我們受情緒習氣的支配，很少能經驗到「無我」的狀態，多半是著急往前，急於做完，所以心浮氣躁，呼吸短促緊張。

　　在瑜伽或冥想中，透過對呼吸的長度、深度、頻率建立觀察並加以作用，可以漸漸拉開心念和呼吸之間的距離。由於念頭的緊迫帶給呼吸的作用和壓力就減少了，觀察者會慢慢認出念頭僅僅是個念頭，不去追隨它、助長它，它就會是剎那的經過而已，這樣便達到了感官控制的目的。

　　另外，如果要深入練習某些呼吸法，一定要跟隨有傳承和深入練習經驗的老師。同時不要忘記，無論什麼樣的呼吸法都僅僅是為了幫助我們體驗並回到自然的呼吸狀態。

　　第五，制感。感，包括感官與感覺。我們的感官系統（眼、耳、鼻、舌、身、意），眼睛在觀看，耳朵在聆聽，鼻子在嗅聞，舌頭在品嚐，肢體在觸碰，意識在構想，這些感官系統不斷接受外在世界的刺激，傳導到神經中樞系統來判定好與壞、香與臭、美與醜、喜歡與不喜歡。我們透過感官觸碰這個世界，而後帶來了自我存在感和快樂感。好像人類對外部的探索與征服，天生就有一種「上癮症」，為了滿足感官，永不停歇。而社會一切的娛樂項目，也幾乎都是圍繞感官一而再，再而三的刺激而開展的。

　　除了感官系統，我們還有感覺系統，如平衡感、熱感、冷感、快感、孤獨感、疼痛感、無聊感、空間感等等。有些人很鈍感，有些人很善感。因為一直依賴的感官與感覺都太不穩定，太善變了，所以我們的快樂總是非常短暫，總在跟著感官、感覺的變化而改變，然而越來越多對於刺激的追尋，卻讓我們經驗更深層的空虛。《瑜伽經》說：「如果快樂僅僅依賴於我們的心情，它怎麼能持久？」

　　大家總會問：為什麼打坐總是胡思亂想，靜不下來？其實並不是我們在打坐時靜不下來，而是日常我們的心就是這樣散亂。因為覺知太淺，心又害怕寂寞，總急於去依附些什麼，所以根本沒有體察到自己的念頭原來如此不停歇。

　　我們的一生，如果不去控制感官，就跟著感覺走，是無法觸及持久的寧靜與喜悅的。如果想獲得專注的能力，需要控制向外投射與抓取的感官，把一直隨感官向外放逸的能量收攝回來，轉而向內，才可能產生

內觀的覺知，進而做好更多內在的建設。《瑜伽經》說：「當心脫離感知對象，感官也會脫離各自的對象，因此便被說成是仿效人心。這就是攝心。於是達到了對感官的完全控制。」

第六、七、八支，是專注、冥想、三摩地（三昧）。《瑜伽經》講：「專注是把心集中在身體的靈性意識中樞內，或體內、體外的某種神聖形式上。冥想是流向專注對象的連續的意識流。在冥想中，對象的真實本性放出光芒，不再受感知者的心的扭曲，這就是三昧。專注、冥想和三昧合在一起就是專念。透過掌握專念，可獲得知識之光。」

「專注」和「冥想」就是運用一些辦法，比如透過觀察呼吸或觀想一個特定對象，讓心專注回當下。瑜伽大師艾揚格先生這麼解釋「專注」與「冥想」的不同：「專注是對一個點的關注，冥想是對整個面的關注。」

佛教、道教和瑜伽有不同的冥想打坐方法，各門派的方法都以強身健體為基礎，修身養性為深入，但在根本目的上有所差別。而瑜伽的目標是達到「三摩地」之解脫境界。《瑜伽經》說：「這種掌握必須循序漸進。這三支比前五支對體驗有更直接的幫助。」

三摩地，即解脫。至於「三摩地」到底是什麼呢？《瑜伽經》這樣解釋：「當所有精神渙散得以消除並且心注一處時，便進入三昧狀態。在這種狀態中，心就超越了在粗糙物質層、細微物質層和感官中產生的三種變化：形式變化、時間變化和狀態變化。」所以不要把「三摩地」神祕化。如果我們透過修行，每一天都在減少煩惱和迷惑，減少對人與事二元地看待，不被情緒念頭牽著走，而是能做心的主人，則每一天都會體會到三摩地。

我們的人生不過迷與覺，日復一日的修行目的，便是轉迷為覺。

〈大勢至菩薩唸佛圓通章〉中講：「都攝六根，淨念相繼，得三摩地，斯為第一。」三摩地，即是安心。瑜伽八支分法就是安心之道。三摩地不是一個結果，同樣在過程中，在每一天每一件事上的修行中見功夫。

瑜伽八支分法是生命自我實現的方法論，從身體到心靈，再到生命本質的修煉與追溯。當瑜伽修煉的程度越來越細微時，人外在的表現當然是能看得出變化的，越來越自在，做事情也越來越專注，效率也高了。越來越懂得熱愛，人就不會越來越無能，而會越來越無為，無為而治，心得自在。

生命是條無止境的修習之路，我們每個階段都在超越自己，而不是別人。這種超越會得到生命歸零的信心與喜悅，更想去努力、去分享、去熱愛。人的目標會發生變化，不為功成名就而做事，是為心安而做事。

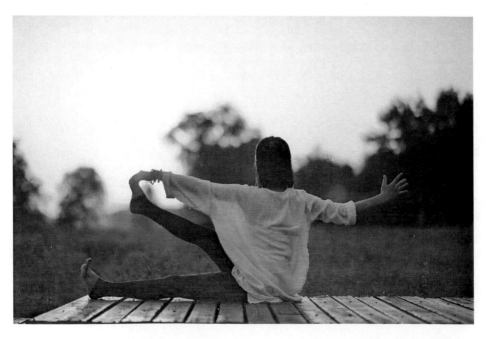

瑜伽練習的三個階段

我總用十二個字來歸納瑜伽修行的三個階段 —— 強身健體、修身養性、安身立命。這三個階段雖然對於每個個體的不同階段會有不同的側重，但最終是整合為一的同步過程。這三個階段也涵蓋了我們對身體、生命、生活的理解和實踐。這三個階段當然也不是死板的定律和標準，而是依照每個人的現狀和理解成就其當下的瑜伽。

強身健體

瑜伽在身體鍛鍊層面的作用是強身健體。這階段的練習者，更關注身體的強健和苗條，這是好的開始，因為我們都是受身體能量的支配，以身轉心的，所以我們需要日復一日地盡量保證身體的能量平衡，以此作用於心態的輕盈健康，為生活和工作打好身心健康的基礎。

我們都需要一個原因來開始一件事情。只要透過努力，都會有比較明顯的健身成效。瑜伽最初就是和呼吸緊密相關的，身體的每一個舒展都和氣關聯。這樣，即使是不自覺的、對瑜伽不了解的練習者，跟著專業老師的引導練習一段時間，也會自然感受到一份內在的輕盈安定，達到粗糙物質層面的專注。即使是這種專注，也會明顯帶來我們生活效率和工作效率的提升和精力的充沛。

在健康養生的層面，瑜伽的標準當然不是骨瘦如柴，而是氣血平衡。透過瑜伽體式與冥想的練習，可以平衡氣血，促進新陳代謝，使精氣神飽滿，面色紅潤，身姿優雅健壯。

修身養性

當我們渴望在瑜伽墊上靜靜地和自己相處時，就有了一個清晰的比較：當身心輕盈的時候，情緒也會更輕鬆喜悅，我們面對事情也會更沉著冷靜；當身心怠惰昏沉的時候，情緒也會消沉憂鬱，我們面對事情也會消極逃避。所以瑜伽不只是簡單的健身，更是情緒的梳理、心的放鬆和對自我狀態以及周邊人和事物的敏銳覺察和調柔。

透過慢慢的由外而內的練習和影響，我們更加有了信心。因為我們每個人都有需要解決和調整的身心問題或困擾，這些並不是壞事，正是幫助我們反觀自己、省思自己日常生活方式和處事方式的機會。

瑜伽幫助我們，借由需要付出努力和堅持的身體舒展、靜心冥想練習，找回那顆放鬆的、樸素的心，那個每個人都渴望的、溫柔的、溫暖的、本然的樣子。當我們在瑜伽的修煉中，慢慢地透過努力扭過頭來看見自己，那顆簡單的、知足的心，其實一直在那裡，安靜的，不離不棄。

在情緒管理層面，瑜伽的標準是心態平和。透過內外連結的練習，可以寧靜專注、情緒穩定，減少身體的消耗，進而促進社會和家庭關係的和諧。

安身立命

在心靈成長層面，瑜伽的標準是安身立命。透過把瑜伽練習培養的專注與覺知帶回日常，把瑜伽智慧運用於我們每一天的生活。做一個身體美麗健康、精神優雅豐富且可平靜履行社會職責的人。

我們會發現，即使我們身體比從前好了，精力比從前旺盛了，身材比從前性感，但是，如果我們只關注外在和練習中「力」的付出與重

建，卻沒有在關鍵的時期提起對感官的收攝、對慾望的控制、對行為的約束，消耗也會跟著增加，慾望也會跟著增長。身體越好，卻越服務於我們的慾望，於是帶來更深的寂寞、煩惱與不滿足。我們一切的努力，終將服務了我們的慾望，變成了苦的輪迴。所以，當我們認知到這一點時，需要付出努力，扭轉練習的動機，向更深入的層面開始「修為」。

　　然而我們並不需要放棄什麼，不需要與世無爭，我們只需要讓自己的心慢下來，不至於太粗糙。變得細膩，會更知道自己需要的是什麼，還有我們到底要多少就夠了，而不是無止境地想要，無止境地想更好。然後，享受這一切的過程，慢慢地追求，慢慢地獲得，慢慢地享受，慢慢地給予，慢慢地分享。我們會發現：當把追求來的分享出去，才會有最富有的生命體驗。

四、什麼是瑜伽

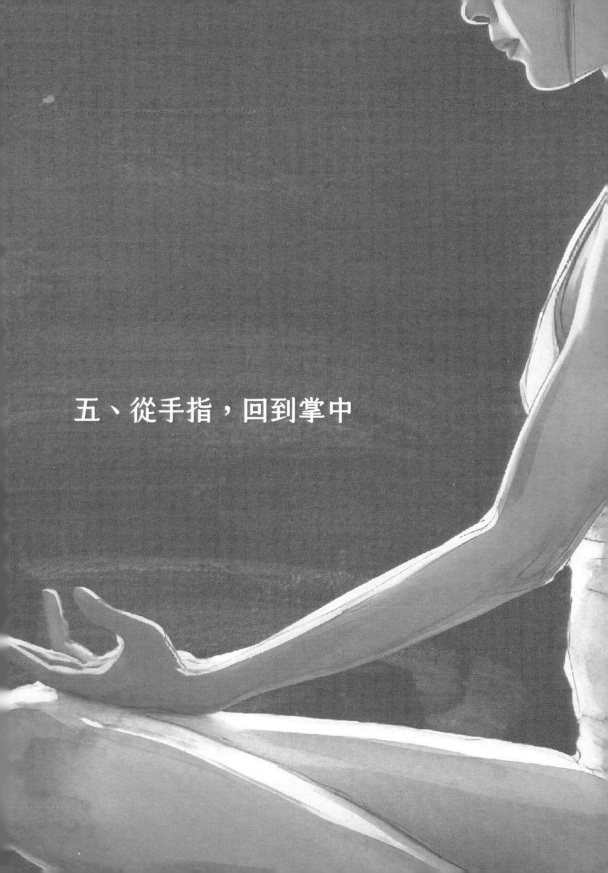

五、從手指，回到掌中

合一的意義

在《多主語的亞洲：杉浦康平設計的語言》一書中，設計師杉浦康平先生談到，不講求「分割事物式」的分類和異他性，而是強調致力於「使事物合攏」、「合一」的方向。杉浦康平先生引述了日本思想家、禪者鈴木大拙的一篇好文：

西方式的認知和感受方式，若以手作比，好比五指中的一指獨立，相對其他四個手指主張權利。小指是小指，拇指是拇指。所以小指承擔作為小指的責任，拇指承擔作為拇指的責任，恪守道德……東方相反，要抓住那個手的整體，五個手指連結的或五指伸出處，即手掌或謂整個手。

東方人認為抓住根本，五指就活了。所以也可以說小指是拇指，拇指是食指。西方把重心放在五指的每一個上，而東方則在連接手指的手掌發現意義，超越各手指涵括的宇宙性區別。真正的總體無邊無涯，那裡瀰漫著永恆的時間，所以這個拳頭可以說是在天壤無窮之間施展，於是，一個手指也能囊括宇宙。

杉浦康平先生說，我們不要只是張開手分辨，還要握成一個拳，既超越異他性，也關注每一個手指。將七零八落的東西拼合而成圓融無礙的一體，即回到新生兒的狀態。

每一個修行方法，從學習、熟悉，到上道，最快也需要五至十年的寂靜修行，才能體會從「練操」到「練功」的提升，從複雜中慢慢體會到簡單，在簡單的一生裡領會不簡單。就如《太極拳譜》裡說：「由招熟而漸至懂勁，由懂勁而階及神明。」招式技巧需要日復一日的熟悉，而只有耐得住寂寞地思索練功，才能漸漸去掉拙力，體會陰陽平衡全在

巧勁，全在那個動作之間無執的妙趣。

在學修瑜伽、太極與禪修的近二十年裡，我並沒有在形式上急於把它們結合在一起，畢竟各自的道法不同，老老實實按照師父的傳承和教授去做，在解決自身問題的過程中，慢慢領悟其間的通融。而今每天的練功，雖然技法上看似是老手，可是心法上卻有一種天天是新手的感覺。越練下去，越是感恩。

修行切忌以遊山玩水之心丈量里程，只為增添沿途風景的履歷；而要一條路反覆走、來回走，一年四季、一生一世，全在寸步下磨合領會。突破圈子去跨界學習與思考，要從專業細節入手，一門深入。涉獵上是雜家，專業上是專家，才不至於讓五花八門搞得自己一頭霧水，也不至於執著自己、鑽牛角尖。

不同門派的招式花樣雖不同，但只有深入一門，才能一通百通。剛開始都是新鮮的、複雜的，等練到平凡、平常時，複雜的都變得簡單了，遙遠的都近在眼前了。瑜伽，太極，禪修，冥想，便是一個手掌的不同手指，回到掌心，圓融合一。

瑜伽與太極

2000 年，由於身心壓力，我開始練習瑜伽，並伴隨閱讀瑜伽經典、佛學智慧和心靈成長的書籍，尋找那些關於生命意義的疑問，漸漸了解瑜伽是以靈性提升為根本的身心訓練方法，講求知行並重。

可是在瑜伽練習幾年後，我的瓶頸期出現了，自己總在注重體式的強度和難度，盲目跟隨學習哈達瑜伽各流派，每每練一段時間就會覺得乏味，然後去嘗試更新的練法，而沒有耐住性子在動作的重複和深度中揣摩用功，也沒有尋找到可以在這些細微之間點撥左右的老師。那段時間發現自己雖然嚴格自律，但每天練習完總是疲憊茫然的，沒有內在的溫潤穩定感，精氣神也不夠用。

2009 年，我帶著這些疑問，跟隨孫連城老師學習吳式太極，至少用了三年的時間，從站在那瑟瑟發抖、滿頭大汗地打完一套拳，到腳下有根、全身溫熱。我忽然間體悟，大地不再是雙腳的對抗面，而是氣與能量的延伸處，雙腳向大地的深處扎根，才有了氣沉向腳底的感受；雙手可以發之於腰，長向天空，手指尖體驗到如書寫時毛筆尖「棉裡裹鐵」的柔軟與韌勁。

在太極裡，我忽然領悟了瑜伽的「山式」、「樹式」、「風吹樹式」、「三角式」、「戰士式」等站立體式的根基、核心與延展過程。那種內在的活性與穩定，絕對不是像我從前練習的那樣，靠外在形體的線性拉伸和某些肌肉的上提收緊就能夠做到的，而是靠「根在腳，走於腿，主宰於腰，形於手指」的自然疏導。這個過程重要的就是內在空間的疏通與淨化，這才可能讓氣血能量得以流動，促進新陳代謝，提升精氣神。太極練習也讓我明白「氣沉丹田」不是說到就可以做到的，是需

要內外的中正，才能慢慢體驗的。

在太極裡，我漸漸把身體從拙力的過度拉伸使用，調和到中正圓活。內在能量穩定多了，不會在練習時自己和自己打架，一身拙力。無論瑜伽還是太極，動作都需要用巧勁達成；動作是活的，而不是死的。每個動作和每個動作之間，從前是一個一個攻克的；現在是承上啟下的，連結的。那連結處的轉化、那「之間」的體悟，這不就是瑜伽哲學強調的「整合」、「連結」的意義嗎？

起初幾年，我練瑜伽就是練瑜伽，打太極就是打太極，每天都想要把兩件事平衡對待和分配時間，沒有得到內在領悟時，也不敢做形式上的組合。太極「架子」的不斷練習，改變了我對瑜伽「體式」的認知。透過三五年打太極下來，我反思自己過去的瑜伽體式，還是太過於在粗層肌肉骨骼動作的練習和難度的挑戰上努力，沒有回到發力的核心與力的流動轉化上去辯證觀察和揣摩，就是注重了鈴木大拙先生說的「手指」，而忘了回歸「掌心」。

無論瑜伽還是太極，懂陰陽後，才能開始真正地練功，這時自己的心裡是明確的，不會再迷茫搖擺。太極與瑜伽，形式上雖是「食指」與「拇指」的關係，而根本上都回到「掌心」，領悟陰陽的根本。由有極，歸無極。由有法，歸無為。抓住根本，「食指」即「拇指」。

我們不一定把二者做形式上的結合，瑜伽練習者更不一定非要再去學一套太極，因為起初都是在學招式上花時間。而能不能進入「懂勁」的階段，需要遇見好老師，口傳心授。這是東方功夫的特點。當然，如果機緣來了遇見好老師，一定要抓住機會。

當傳統的吳式太極架子把我由於過度用力帶來的僵硬緊繃再次打開、把氣慢慢蓄養和沉積下來的時候，太極老師的拳友幾年後在樹林裡

再見到我的時候說：「你這個徒弟這幾年被你調教得腦袋都亮了。」我自身當然是有感覺的，走路輕靈，腳下有根，忽然間，沉的沉，輕的輕，心就在這之間，體會到寬闊。《太極拳譜》說：「懂勁後，愈練愈精，默識揣摩，漸至從心所欲。」

並不是有所領悟了，就不知天高地厚了，而是不迷茫糾結了，每天更腳踏實地了。心裡有了定力，就不容易受到外在形式和環境的變化而搖擺迷惑了，這時候就更加理解修行是日復一日的重複與努力，好像一切才剛剛開始。

這時候，我就會自然地把太極與瑜伽融通。回到瑜伽體式練習中，原來陰陽平衡不是哲學思辨上的概念，也不是最終的目標，而是每個動作當下可以經驗和練就的，是一切變化中的能量守恆。虛中有實，實中有虛；動中有靜，靜中有動。透過每個過程內在如抽絲一樣地去往還來，我體會到相比起過去直來直去地做動作，曲中求直才是捷徑，才能輕靈圓活。瑜伽真的成了過程的練習，而不是結果動作的完成；那個結果動作的定格，是為了讓我們模仿它生長的路徑，並領悟其間的專注與放鬆。

這也是我後來創立禪心瑜伽體式的哲學緣起，希望可以分享瑜伽裡那些被我們忽略的「之間」，如何去編排前後動作的陰陽、正反關係，如何體會每個承上啟下之間的陰陽虛實，而不僅僅是說「陰陽」。透過「之間」，體驗到瑜伽當下喜樂與穩定的狀態。

▍哈達與陰陽

　　哈達瑜伽是出現較晚的流派，受到密教怛特羅瑜伽的影響，認為事物都有其存在的兩面性與二元性，而只有將兩面性圓融合一，不執著於一邊，才可以從苦中解脫。身體是靈性居住的廟宇，透過修煉身體內在陰陽能量的平衡合一，才能使肉體聖化，而達到「梵我合一」的目的，使身心靈達到統一。

　　其體式動作都是效仿自然的，講求活性與尋找生存本身的平衡性，是最初的修煉者透過對自然生物的觀察與人類身體氣脈運行的規律摸索（比如貓伸展式、下犬式、樹式、山式等）或者神性的效仿膜拜（比如戰士式、神猴哈努曼式、聖哲瑪裡琪式等），反覆修煉而達到靈性的提升與現世的解脫。

　　最初哈達瑜伽僅僅是瑜伽裡的一個邊緣流派，從 1990 年代至今，哈達瑜伽開始成為世界主流的方式，甚至很多人認為瑜伽就等同於體式動作，這是由於哈達瑜伽起初在西方相當受歡迎，而現代社會都比較受西方流行文化影響的緣故。我們現在所接觸到的所有和體式動作練習相關的流派都屬於哈達瑜伽的發展支派，比如阿斯湯加瑜伽、艾揚格瑜伽、陰瑜伽、流瑜伽、高溫瑜伽等等。

　　《哈達瑜伽之光》說：「由於哈達瑜伽的起首部分是體位，所以首先描述體位。體位練習可以使肢體平衡、健康和柔軟。體位可以從兩方面加以定義，身體的、以及超越身體的：（1）身體效果，涉及身體的柔軟與力量；（2）心理效果，體位的精神效果很重要，心理穩定以及愉悅是體位練習效果中最重要的兩個方面；（3）治療效果，體位將帶來健康，消除疾病。」

所以雖然看似我們是在練身體，然而最有效和深入的練習，便是了解瑜伽身心合一的意義，知行並重。

就這樣，我開始在每個瑜伽體式中體悟與教授禪心瑜伽，開始更注重引導學生體式生長的過程，而非那個結果；注重外在動作與內在氣血的相互作用與疏導；注重前後、左右、表裡的觀照對接。果然成效顯著！不論是自己，還是學生，在瑜伽練習後，都能明顯感受到身體的舒適安和，呼吸綿密緩慢，情緒穩定放鬆，臉上泛著紅潤的光澤。她們練完功坐在那裡，表情裡是心跟著一起坐下來的享受與安定。這是氣血得以在練習中調整平和，內外中正安舒的自然展現，她們說一套禪心瑜伽下來才是真正的美容呢，由內而外地好看，帶著透亮和專注，投入工作與生活。瑜伽，等同於優雅。

生命成長的體驗和內在的探索之路，每個人都有自己的機緣，我總結看來有三點比較重要：

第一，努力最為重要。懶惰是絕對要克服的，日復一日地重複，才可從量變到質變。

第二，耐心難能可貴。問題和蛻變是一體兩面，勇敢地翻轉它。別害怕問題，精彩就在問題出現的地方。

第三，需要有明師指導。遇見明師，明智之師，不一定是「名師」。首先準備好自己的心，真正的老師總是先來撕裂我們的自我的。

經驗生命的寂靜與精彩，全在陰陽動靜的變化中歷練平衡。體驗風口浪尖處的寧靜，我們準備好了嗎？

進入瑜伽練習的深度

瑜伽體式裡，並沒有難易的較量

只有練習深度的差異

只是一個站立，其實也很難

收緊這裡、那裡，並不是最難的

難的，卻是放鬆

全然地放鬆在體式裡，不較勁地

才能漸漸領略每個體式真正的隱喻

瑜伽課上，我總和大家分享

我們並不是在擺一個最終的動作

而是在注重這個動作形成的過程

我喜歡用一個詞—生長

關注這個體式是怎麼從我們的身體裡生長出去的

從哪裡開始生長？到哪裡才是終點？

「發之於腰，行之於手腳。」

即使是一個簡單的打開胸廓的動作

它的出發點在哪裡？

難道只是向後掰掰我們的肩膀嗎？

難道只是向前挺挺我們的胸脯嗎？

還是從我們腰腹的微收，就已經蓄勢待發了

真正的伸展

是我們的身體內外都充滿了空間

讓我們感受到廣博

和體式深層的含義相遇

敞開，包容

如果最終，我們還在考慮：

哪個肌肉應該搭在哪個肌肉上面？

哪個骨頭叫什麼？應該放哪裡？

這只是粗層的身的練習方法

卻不能進入精微身

安靜下來，不要那麼迫切

聽一聽：你哪裡有不舒服？

哪裡變得緊張？

把頭腦和身體的捆綁鬆開

把那個非要如何的情緒鬆開

讓能量層，流動起來

讓智慧層，就地醒來

哪怕這個體式重新再來

慢慢地，去發現

我們是怎麼從靜止開始動態？

從核心開始，順位延展

初步生長出，一個體式的雛形

透過呼吸的調整，完善這個體式

透過保持，去深入體式內在的空間

慢慢地，感受到喜悅、寧靜、放鬆

生出喜悅的花朵

這是瑜伽裡由淺入深的過程

每個練習者都在經歷這樣的過程

如果我們可以接受一朵花

發芽，生長，開花，綻放⋯⋯

請接受我們的體式，我們的生命

也如實地經歷這樣的過程

這是生長的意義

體式的隱喻

▌瑜伽與佛教

經常有學生問我：瑜伽是宗教嗎？瑜伽和佛教有什麼關係？這也是我自己在學瑜伽和佛教智慧的過程中一直思考和審視的。

雖然這些問題看起來是哲學的，好像離我們的生活很遠，但哪種形而上的哲學精神不需要在生活的土壤裡做形而下的落地扎根呢？生活裡的哪種煩惱與苦不需要哲學來做跳板，讓糾纏其間的心可以一躍而起看見全貌呢？

在練習瑜伽的過程中，哲學的學習與思考，會幫助我們更清楚，也更清醒。不是為了瑜伽的瑜伽，而是超越瑜伽的瑜伽。從大處著眼，從細處著手，終歸是個學習和落實的好辦法。

瑜伽之詩

瑜伽與佛教都產生於印度，瑜伽產生於五千年前，佛教產生於兩千五百年前。瑜伽是印度的「血液」，隨著「Yuj」這個梵文詞根在印度最古老的文獻經典《吠陀經》裡出現，「瑜伽」的種子和基本義就有了，即「自我約束和自律」。「吠陀」本就是智慧的意思，《吠陀經》是印度一切宗教、文化、哲學的基礎。《吠陀經》也叫《天啟經》，它經過一千多年的逐步完善，似乎是上天給予印度的禮物。《吠陀經》也是印度最高種姓婆羅門的經典。我在禪心瑜伽課堂上總和學生們閱讀《吠陀經》的片段詩文，那裡有最美的文學，每一段文字裡都蘊藏著不二的智慧與反問。我時常想，每一個追求自由解放的現代詩人，如果讀了《吠陀經》，真的會回到那些隱喻的起點和自由的最初吧。

　　隨著另一部古印度哲學經典《奧義書》出現，瑜伽被解釋為「從苦中解脫的修煉辦法」。瑜伽的目的是「梵我合一」。「奧義」一詞其實也很浪漫：「坐近聖者以聆聽宇宙玄妙的哲學。」即使今天我們去印度，也似乎能看到三四千年前古老印度的神性氛圍。印度似乎就是一個從神而來、展現神蹟的國度，又在用一生探索回歸神的路途。

　　想想看，從這樣的經典而來，從這樣的國度出發，瑜伽怎麼可能僅僅是現代社會理解的瑜伽體式呢？可以說瑜伽的舉手投足，都與我們內在的神性探索相關；而我們每一步對內在神性的再發現，都會成為個人、家庭、社會文明真正進步的啟發。一切僅僅落於外在的探索與征服，終歸是一場耗散之途。我們在活著或死前，總會問自己一句：「我是誰？」

釋迦牟尼與帕坦伽利

　　最早的主流瑜伽流派是業瑜伽（行為瑜伽）與智慧瑜伽，以及稍晚些隨著《薄伽梵歌》出現的奉愛瑜伽。到了西元前 300 年，王瑜伽出現，瑜伽聖哲帕坦伽利創作了《瑜伽經》，第一次將瑜伽做了系統化的科學陳述，並指明瑜伽的目標意義和瑜伽修行的具體方法：「瑜伽八支分法」。過去一切對「神性」人格化的描述和皈依，在《瑜伽經》裡都被帕坦伽利更加科學化和簡化地表述為「人心的調伏」，所以其中沒有人格化的神，去除了瑜伽的宗教色彩，在開篇就很清楚地說明瑜伽的目的，「調伏心的意識波動」。帕坦伽利指出瑜伽修行的目標是透過戒律、精進、坐法、呼吸法和感官收攝、專注、冥想的訓練，而達到三摩地。而三摩地也就是佛教所說的「入定」，即定力的修持。

　　佛教是無神論的，產生於兩千五百年前，創始人釋迦牟尼，原名悉達多，是生活在西元前五六百年印度中部一個小國迦毗羅衛城的王子，比帕坦伽利要早三百年。悉達多王子為了尋找「我是誰」和「眾生從苦中解脫的究竟辦法」的答案而出家求道，一路尋找和追隨各個導師學習各種哲學典籍並勇猛修行，也練習過瑜伽並修行禪定冥想，後來苦修多年，雖然都達到了最高成就，但他發現那都不能徹底解決苦的問題。而後在菩提樹下（今印度的菩提伽耶大覺寺）打坐四十九天，了悟佛性，大徹大悟，成就了無上正等正覺。也可以說，佛陀的修行證悟，就是根基於瑜伽，卻超越了瑜伽的。

誰都可以禪修

　　帕坦伽利著述《瑜伽經》時，比佛陀晚約三百年。瑜伽八支分法的第一戒律（不傷害、不說謊、不偷盜、不縱慾、不貪婪），和佛教的五戒（不殺生、不偷盜、不邪淫、不妄語、不飲酒）基本是一致的。帕坦伽利對瑜伽哲學的闡釋和修禪定的方法，受到了佛教的影響；佛陀也把瑜伽作為佛教修行的手段之一。今天尤其在藏傳佛教中，就有完整的佛教瑜伽修行系統，並需得到上師的口傳心授，目的是幫助修行者打通氣脈明點，而為修行大圓滿打好身體的基礎。

　　我們對生命靈性的探索和修行過程，可以用三個字概括：戒、定、慧。由戒生定，由定生慧。不做自我約束，是沒有辦法專注下來修定力的；沒有定力，就不可能有智慧。禪修打坐是瑜伽和佛教中重要的修行手段。只是瑜伽更強調「冥想」，尤其現代印度對於冥想的教授，也更側重對神性和自然能量的冥想與連結，這也和印度的哲學典籍《吠陀

經 》、《 奧義書 》，以及主流信仰的印度教有關。

佛教的禪修打坐，更側重於定力的訓練和慧力的啟用，不僅僅是修定的自利，還需要在利他中訓練智慧與平等心，進而更根本地完善自我、覺悟自省，這也是大乘佛教的核心。無論怎樣，修心的道路是每個人或早或晚都要觸碰的，因為我們都想解決不同生命階段、不同層面的煩惱與苦，而不同的身心修行方法也是從自律開始，修為定力，提升智慧，再回歸生活本職本色，利益眾生。

佛會懲罰我嗎 ？

佛教不是迷信，佛教是佛陀的教育，是關乎每個人本真的慈悲與智慧的開啟。如果透過閱讀一些書籍，聽一些師父的開示講課，去了解佛教智慧（尤其內心有疑問苦惱的時候，更是好的學習契機），這時的聽聞可能會「對症下藥」地解決我們的困擾與苦，從而讓我們建立起對佛教智慧的認知和信心。如果我們能把其中的道理好好領會一下，在下次處理事情的時候，轉念想想，調整一下自己的心態和行事辦法，那就更好啦 ！

因為不管我們看多少佛教的經典書籍，練習多少瑜伽方法，如果不是在對自己的問題下手，不是在面對和解決自己的執著、傲慢、嗔恨，而是拿這些道理去衡量他人、要求他人，或是把信仰和修行當成一件裝飾的衣衫，那基本上是沒用的，反而會讓我們帶著更強的分辨心去看人待事。

從苦中解脫，是瑜伽與佛教的共同目標。最重要的是我們真的想了解自己的心性，真的想解決自己的問題，真的想靜下心來，真的想讓身邊的親人朋友甚至更多的人能因為我們的存在，哪怕有一點點好的影響和利益。我想這是我們練瑜伽、學佛的一個最好動機。

「佛」的意思就是「覺」，「佛陀」就是覺悟的人。如果基於以上了解建立起佛教的正知見，在家裡擺個佛像或菩薩像，我們首先要知道我們為什麼要擺一尊佛像，因為他是我們的老師、我們的提醒，讓我們按照佛的覺悟去生活，而不是帶著煩惱和迷惑生活，修正自己，把身心連接起來，活在當下。有這樣的知見，如果在家裡擺佛像，我們也會自然把佛像擺在自己覺得最適合的、乾淨的地方，因為心裡已經有尊敬和明白了，還會怕擺錯方位佛或菩薩會來懲罰你嗎？佛或菩薩從來不會懲罰我們，都是我們自己在懲罰自己。

瑜伽並非宗教

當然，瑜伽並不是宗教的，它是科學的、有次第的靈性修持辦法，它多元且包容。佛教也不是迷信的。練習瑜伽和信仰佛教並不一定要連繫起來，它們只是存在生命探索的內在共同性。有信仰或是沒有信仰，是每個人的自由，每個人的緣分。

當我們練習瑜伽一段時間後，身心自然會有變化，我們的心可能會對生命的存在有更深的追問，這時我們透過閱讀《瑜伽經》或佛教書籍，會更能深入練習。從這時候開始，瑜伽已經不僅是停留在身體粗層的活動了，而是更深入一層，作用於我們的情緒，作用於我們的心靈，甚至作用於我們的生命。所以說「瑜伽是身心靈的修煉」。這時，我們已然從瑜伽練習者進化為瑜伽修行者了。

學習佛教智慧，會幫助我們在瑜伽練習的基礎上，了解更廣闊的慈悲與智慧，體驗無論何時何地都無障礙、無盲區的自在生活。所以，這場修煉，從沒有終點。願慈悲與智慧，開啟我們。

▌禪修與冥想

禪的來歷

當人們問一個禪匠：「禪是什麼？」他當即回答：「平常心。」何等簡明而又切中要害！禪與所有的宗派沒有交涉。基督教徒可以和佛教徒攜手來進行禪修。這和大小魚類一起心滿意足地住在同一片大海中完全相同。

—— ［日本］鈴木大拙

西元六世紀，菩提達摩把禪從印度帶來中原，被稱為禪宗初祖，禪宗也成為佛教五個支派之一，後來發展到日本以及西方世界，現在禪修在全世界流行。由於禪的精神自由善巧，在傳播過程中越來越成為一門覺性科學，實踐於世界各大學府以及企業中，更受到文藝人群和年輕白領的喜愛。禪修更加生活化，無論有無宗教信仰，都可以把禪修作為日常修心的方法。

冥想的來歷

「冥想」一詞，起源於印度，是印度教與瑜伽的重要修行方法，目的是透過修行專注而入定，達到從苦中解脫的目的。原本印度的冥想更強調把身心靈專注在與神連接、與宇宙的原始動力連接上，所以，相比「禪修」而言，冥想似乎更注重想像一個超出日常的神性存在。

冥想一直是瑜伽中非常重要的修行方法，瑜伽在五千年前產生，在智瑜伽和王瑜伽中，冥想都是主要的修行辦法，以達到「從苦中解

脫」、「梵我合一」的目的。瑜伽五大流派中，王瑜伽（勝王瑜伽）被視為有王者般地位的崇高的修行方式，非常重視透過冥想而達到三昧；王瑜伽更是貴族修行之道，是普通老百姓接觸不到的修法。隨著西方對冥想與瑜伽的傳播，「冥想」一詞漸漸告別它的神性色彩，而等同於「正念禪修」，是一門管理情緒、練習專注、回到生活本身的修心方法。所以，雖哲學淵源不同，在現代社會「冥想」與「禪修」基本上是同樣的用法，英文都叫做「meditation」。

但日本禪師鈴木大拙在《禪與生活》中描述了禪與冥想的不同之處：禪透過鍛鍊心本身、明見心的本來性質，使心成為自身真正的主人。只有徹悟自己心靈的真本性，才是禪佛教的根本目的。因此，禪是所謂的冥想以上的事物。禪訓練的目的，是使靈眼洞開，洞察存在之理由本身。

如果要冥想，無論如何也要把自己的思想集中在某些東西上，如神的存在性、神的無限愛、存在的無常等，而這正是禪所要避免的。如果說禪有所強調，那它所強調的就是自由。所謂的冥想，存在著人為安置的某物，不屬於心的本源效應。空中飛的鳥冥想什麼了？水中游的魚冥想什麼了？

如果說有所謂禪中所提倡的冥想，這只不過是教導人們：按照萬事萬物的本來面目去把握吧！看清楚，雪是白的，烏鴉是黑的。

冥想到底想什麼？

剛接觸的夥伴都會問「為什麼冥想」、「冥想到底想什麼」的問題。我的太極老師和我們說過：何為「想」？「想」，上面一個「相」，下

面一個「心」。「相」，是外形架子，是個形式，就如同瑜伽體式、書畫、爬山、茶會等形式。「心」，是意識、念頭，就好比我們在這一切活動裡投入的想法和心緒。所以老師說：起初，有相有心，借相生心；後來，無相無心，無所住而生其心。這是個在生活裡實踐和反思的過程，我們都在第一個階段上努力，在具體事情上思考，借事煉心。

透過「冥想」這個形式，我們好像比平常多了「觀察」。這份觀察的心太可貴了，是一個中立態度，一面鏡子，是透過事去看自己的過程。我們只要心裡有了這份觀察，覺察著自己眼下正在做什麼、想什麼、為什麼感動和快樂、為什麼煩躁和疲憊、為什麼感到羞澀或自豪……只要我們開始覺察自己了，就是靜心的開始。這無關每個行為的對錯，行為本身沒對錯，一切都是相對的。我們是在觀察行為背後我們的習性。這是我們要「觀」的，如果開始了這份對自我的覺察，生活中處處是禪修。

安靜，並不是一個外相的形式，我們悶在那裡不說話不理人，心裡卻心猿意馬，這不是靜；我們吃素不吃肉，心裡卻非常嘴饞，這不是靜。反過來呢，我們不吭聲，不吃肉，一切都按計畫安排去行動，這就是「靜」嗎？我看也未必。其實靜不靜，我們自己心裡最知道，這就是「觀」—— 對自我的覺察。觀察我的心是不是在當下我正在做的事上 —— 我們盡情地舒展，心專注在身體和氣息上，我們是靜的；我們在寫書法，心在筆墨上，我們是靜的；我們在吃肉吃菜，心在品味著此刻的咀嚼，我們是靜的。

從 2000 年開始練習瑜伽起，我就體驗了一些冥想方式，比如燭光冥想、曼陀羅冥想、調息冥想，但都不是一條篤定的道路，裡面有太多疑惑和不明。就像現在很多禪修的朋友問我的一樣 —— 為什麼一冥想

就容易看見光啊？為什麼冥想時身體會晃啊？為什麼打坐會害怕呀？我都經歷過這些感受上的疑惑，如果沒有老師指導，自己對這些神奇的感受很好奇、很喜歡，於是鑽牛角尖，那就比較麻煩了。那真的要修出問題了。

2009 年我跟隨禪宗臨濟宗第四十五代傳人明一法師學習禪法至今，才慢慢揭開了禪修的神祕面紗，開始以一種篤定而簡單的心態，日復一日地老實打坐，並落實生活禪。我也就明白了，對於一個打坐的人來說，如果還停留在追尋感覺的層面上，可以說連門都沒入呢；如果對神通特別感興趣，就更是修偏了。明一法師說得很直白：「別想那些虛無縹緲的。修半天，你就看煩惱有沒有減少，從一天沒煩惱，到一個月沒煩惱，到一年沒煩惱，能做到嗎？做不到。兩個字：修吧！」

禪修修什麼？

在一次講座上，有夥伴問師父：「禪修到底修什麼呢？」明一法師說：「禪修是在沒有二元對立的基礎上，訓練你的二元對立。也就是先讓你安靜下來，比如我講話時你聽不見外面的交通聲音，我現在不講話了，外面的聲音就特別清楚。所以禪修是先讓你安靜下來，這時你的覺知力、靈敏度越來越好。但你要有不二的基礎，也就是別判斷好壞對錯，別去跟隨分別。」

禪修訓練使我們的覺知力越來越強，專注力越來越細膩，這樣分辨能力就越來越強了，但如果分別心很重的話，也就是總想判斷個對錯好壞，總想往結果上追問，不就更苦了嗎？所以禪修是在提高我們分辨能力的同時，磨掉我們的分別心。一邊訓練我們要精準，一邊訓練我們要

糊塗，只有這樣，才能煩惱少啊，不然凡事都要爭個你高我低，對錯分明，那不是越修越苦了嗎？

禪，無關好壞。禪是一種合一的狀態。氣行合一，心神合一。那既然不關對錯好壞，沒有哪裡是不好的，為什麼我們會在這個想的過程中反省和自責呢？因為我們好像覺察到，心裡好像有點不舒服了。行為在做，心卻跑了，並沒在眼前的事上；或者心裡想著不這樣做，但還是做了，想法和做法並不統一。所以，我們經常覺察到雖然表面上正在安靜地坐著，心裡卻亂得很，身心沒有合一；有時候我們特別享受和沉浸在眼前的事裡，身心合一了。所以慢慢地我們發現，快樂原來在身心的合一處。

因為我們看到了自己經常是身心不合一，看到自己怎麼總是想一套做一套；看到自己面對事情的第一反應總是自私和自我的情緒，但其實這並不能帶給我們多透澈的快樂；我們總是把快樂建立在外部事物對慾望的刺激上，而不是在自己的腳下。我們想要真正的快樂、因為這種快樂而來的淡然和勇氣，以及面對生活種種事物時心態上的平和。

我們開始覺得原來需要改變的永遠不是外部事物或他人，而是自己的心態。所以我們想要自律和自制，而這種自律和自制並不是為了表現給別人看的，也不是為了改變我在別人眼裡的形象，更不是為了要獲得一個什麼外來的榮譽和表揚；而只是為了更深的自在和自由，那是冷暖自知的舒服。

當然，禪修的過程永無止境，直到死去。想起佩瑪・丘卓的話：「我們並沒有為此而得到什麼，卻因為這場追逐而長大了。」在過往的日子裡，我們的煩惱和習氣總是容易冒出來，而當我們慢慢地開始有了覺察，就會開始懂得包容、接受和稍稍地控制。而後，我們心裡的舒服

會比沒有自制任由習氣去做事來得更舒服。漸漸地，漸漸地，無掛無礙，靜在其中。事，無非還是那些事。心，卻在事裡，淡然從容了。

打坐墊上的禪修形式結束時，更是一場真正禪修的開始。所有的禪修，都要回到生活裡，都是為了更好地生活，更好地去愛家人、朋友、夥伴和同事，更開朗平和地面對困難和壓力，更清明地面對自己的煩惱習氣，自覺自省，靜在行中。孔子講「吾日三省吾身」，反省自己絕不是一件嚴肅和壓抑的事情，而正是一個快樂和輕鬆的開始。因為真正的快樂在本心處，在面對生活的勇氣與淡然中，而自覺自省，就是回歸這快樂的道途。

六、冥想，從纏心到禪心

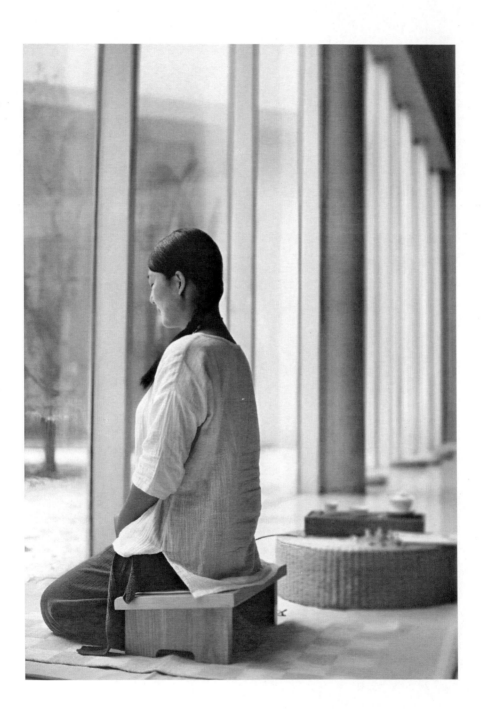

禪修不是詩和遠方

我們總會看見一些美麗的圖片，他們微閉雙眼，坐在山邊、海邊、優雅的寺院道場裡，身穿輕薄寬鬆的棉麻衣服，略帶微笑的放鬆的臉龐，彷彿離開了繁瑣的人間，看起來美極了。這些美好的感受，讓我們覺得禪修簡直太浪漫、太寧靜了。於是我們開始期待和計劃：某個假日，也要從忙碌中抽身而出，去感受一下禪修。

無論我們到的禪修道場是以清雅的氣氛帶給我們世外桃源的情懷，還是用心理遊戲和舞蹈帶給我們異樣的感受，或是讓我們在每個細節的布置裡感覺到禪的別具一格，用音樂和美的引導讓我們坐下來冥想片刻，那些感受都縹緲而寧靜。可能我們坐了五分鐘、十分鐘，剛好任由感覺出來，勾畫我們之前設想的關於冥想的神祕世界。然後，因為腿麻，或是美好的感受不見了，我們就鬆開雙腿，放棄了。

我們寧願選擇在靜修道場周圍的竹林間閒散地走走，看看寧靜的院子，晒晒太陽，用手機拍一些精緻的角落發發動態，喝喝茶輕輕聊幾句，就是不願意再走進昨天那個無比嚮往的禪堂。等禪修之旅結束後，我們回來了，可能會和朋友分享：「我們進行了一次禪修之旅，感覺到從未有過的感受，太神奇了。我感覺到了光、旋轉……」

每個開始禪修的人，似乎都會有類似的感覺。我自己在剛開始嘗試的時候也不例外。這時有好的禪修老師的指導，就顯得非常重要。不然多半時候我們就這樣淺嘗輒止了。禪修真的就只變成了曾經的一次精神消費，一次旅行。

在開始打坐時看見光、黑洞，感受到旋轉、身體抖動等等，每一次都有夥伴問起明一法師這樣的情況，想求得一些肯定。明一法師回答得

比較直接：「放心吧，你門都沒入呢。」有的夥伴還會問：「師父，我特別擔心我這樣坐下去，會不會走火入魔呀？」師父又回答：「放心吧，就你這水準，魔都看不上你。」

　　剛開始打坐的人能遇到這樣的明師棒喝幾句，其實是幸運的，這才可以建立對禪修的正確認知。所以，在剛開始禪修時，找到有禪修經驗的明師指導確實很重要。因為我們太想去追逐我們不了解的事物，也太容易因為不了解而受到迷惑。

　　雖然我們大多是因為有所感覺而開始禪修，然而禪修卻不是為了找感覺。

▌從焦慮到靜慮

在字典裡，禪的解釋為：靜慮，靜思；也就是安靜的思慮。這不難理解，先有安靜，才能把問題想周正，更全面地看問題、解決問題，實事求是，也就是常說的「由定生慧」。

然而，和這種「靜慮」的禪的狀態相反的，恰恰就是我們現代人最容易出現的「焦慮」狀態。我們沒辦法安靜下來，也就沒辦法讓自己退後一步，從事情的全面角度去就事論事地看問題，只執著於自己的視角、情緒、偏見來看問題和解決問題，必然會走很多的彎路。於是，因為焦慮，所以更加焦慮。

焦慮的原因

靜慮是心平氣和的狀態；而焦慮便是心浮氣躁的狀態。它大概表現為以下現象：

第一，神智散亂，很難專注在眼下所做的事上，而是三心二意的，每件事都不能得到很好的解決。

第二，慌亂無序，想更快地把事情完成，得到好的結果，讓更多人讚許自己的工作與功德，而忽略了做事情的過程本身，也就使其過程變得無序，讓心變得慌亂無序。

第三，由於好勝心強，努力認真過度，而讓自己壓力太大，從而變得緊張焦慮，不能放鬆；或者由於愛拖沓的習慣，該做的事情總是能拖就拖，放在心裡成了罣礙和煩惱。

變纏心為禪心

如何轉化這種焦慮，變纏心為禪心呢？如何做自己的主人，不為事情所累，不為情緒所轉呢？我常用三個詞來概括禪心的狀態：專注，有序，放鬆。

第一，專注眼下的事。尤其不要看不上小事，每一件宏大的計畫，都是從點滴做起的。每一個經營大事業的人，一定也繞不開經營好自身的吃喝拉撒和家庭的柴米油鹽。「專注」最通俗的解釋，就是該幹嘛幹嘛，別挑三揀四。另外，就是全然投入。有人說專注做事的人像個傻子，你跟他說話他也反應不過來，其實他是全然投入在眼前的事情裡。孩子玩耍就是這樣，他全然地在玩，聽不見你說什麼。所以對孩子專注力的保護，就是在他玩耍或讀書時，不要總打擾他。這樣的孩子長大以後，因為專注力高，也就更容易快樂和滿足。

第二，有序地安排計畫。與每個人、每件事、每一段生活相遇，必然有它本然的因緣，也就是最佳時機和最佳條件，這便是「緣」。緣，就是條件。所以，總說「隨緣」，隨的便是這樣一種本然的規律。可是這何其難啊！我們總是因為自己的執著和情緒，而讓人、事、物隨我的心願，而不是隨其本身的緣。這自然會導致無序狀態和煩惱叢生。練習隨順，便是有序的開始。回到本來的樣子，再緊急的事，也有個先來後到的順序。其實，我們往往是困在「心急」，而不是「事急」裡。

第三，放鬆地應對。沉入事情的過程，再忙碌其實都是享受。而如果太想要好的結果，就會把「想要」變成了壓力和執著，不能放鬆地應對和投入過程中了。我們現代人好像被灌輸了太多的成功學理論，都以結果來論勝負，所以就讓內心罣礙太多，少了從容。一個農民做完一天

的農事、一個工人做完一天的磚瓦工作後，實實在在吃一頓晚飯、倒頭酣然睡去的樣子，其間有股「全然」在。這也是為什麼城市裡打工的工人的臉龐上反而更有陽光的喜悅和憨厚。一天就是一天，腦子裡沒有事。累，是身體的，心不累。

禪修為了什麼？

把焦慮變為靜慮，把纏心變為禪心，該是我們在生活中最真切的需求。如果修了半天，還是散亂、無序、緊張，那就要審視一下自己的修行心態和方式了。往往是因為我們把修行也當工作和任務了，也就是用了慣常的心態去完成，去盲目地累積修行的數字，我坐了多久，叩了幾萬個大頭，練了幾個小時的瑜伽……這樣單純為了結果的修行，反而增加了一層焦慮。

禪修，不是感覺，而是覺知。這樣，我們就不斷訓練自己把關注點從自我擴展到人我，擴展到事本身了。觀照自我的身心狀態，觀照自己和他人的關係，順隨因緣，把散亂轉化為專注，把無序轉化為有序，把緊張轉化為放鬆，也就從焦慮轉變為靜慮，從纏心轉化為禪心了。

禪雖不是個小事，卻非要從小事做起，這樣才能於平淡平凡中知足地活著。

禪修方法與要點

禪坐中我們需要訓練把萬念歸於一念，才能讓心念有所歸攏，而不是心猿意馬。不同門派選用不同的專注方法和工具，比如專注於看一個有形的物質，眼前的一盞蠟燭、一幅畫；或者專注於聽一種聲音、一曲音樂、一句曼陀羅咒語、一段經文；或是專注地觀想一個形象，比如印度教徒觀想他們信仰的神、佛教徒觀想某位菩薩本尊、基督教徒觀想上帝耶穌、伊斯蘭教徒觀想穆罕默德等等；也可以透過觀察自己的呼吸達成專注。

這裡我們就介紹最簡單易行並且通用的一種對呼吸觀照的方法 —— 安那般那數息法。無論我們練不練習瑜伽體式，有沒有宗教信仰，年紀長幼為何，都可以簡單開始，並且一直用這樣的方式持續和深入下去。安那般那數息法是釋迦牟尼佛教他的兒子羅睺羅的方法。梵語「安那般那」，就是指一呼一吸。

每一天的任何時間都可以冥想禪修，但是以清晨空腹時為佳。因為晨起陽氣足，禪修會補給身體陽氣，活躍氣血，提升身體活力。一天的任何時間，當你覺得疲勞耗神，注意力不能集中了，都可以利用冥想來休養精力，重回專注。每次冥想時間因人而異，如果你是初學者，可以一次保持 20 ～ 40 分鐘，一天多次，就會漸漸感受到雙腿輕盈，頭腦輕鬆專注；如果是長期的禪修者，可以不斷加長打坐時間，進入更深層的功夫訓練。

不論任何時間的冥想，都要把雙腿蓋好，腰部裹好，後背大椎也蓋好，別讓背部對著窗戶，不要直接裸露皮膚，以免著涼受風。可以根據時節與室溫調整毛毯厚度。因為坐中氣血運行，毛孔是打開的，溼寒

透過汗液排出，如果不蓋好，很容易進寒氣，就會讓打坐的影響適得其反。

安那般那數息法以一呼一吸為息。默默從 1 數到 10，然後返回 1 重新再數。一般情況下，把數數落在呼氣上，會容易放鬆安靜，而且會更好地練習放下、放出去的能力，因為容易抓取的習氣會讓我們特別在意和抓著吸氣，反而造成身體內部的緊張感和腫脹感。所以放過吸氣，知道就好了，把數數落在呼氣上。如果中間分神了，忘了數數，意識到時就重新回來，從 1 數起。

開始禪坐的時候，用以下六點調整身體。禪坐中如果昏沉散亂、坐姿塌陷了，也可以再用以下六點輕輕掃描自己、提醒自己，然後繼續回到數息和隨息上。

一、腿部坐姿

以單蓮花或雙蓮花坐姿盤坐（初學者可以雙腿自然交叉散盤），哪條腿在上都可以，但一坐中最好別換腿。臀部下墊一個禪坐墊或 5 ～ 10 公分的抱枕，讓雙膝盡量與胯部平行，會有益於長久盤坐。隨著冥想時間加長，髖部會自然打開，雙膝也會自然下沉。

二、脊柱腰腹

冥想時脊柱中正，不挺胸，亦不駝背。太挺胸而追求坐直，很難堅持太長時間，也會影響呼吸的深入，關鍵是氣息不能深入會影響氣血循環，就不能很好地滋養臟腑。如果太駝背，呼吸又會出現喘相，胸悶，也不容易沉靜下來。中正安舒是坐姿的關鍵。很多初學者因為氣不足，

坐下來就會有點自然弓背，不必太在意。可以把坐墊調高，以自己感覺
能坐得住為宜。坐一段時間氣足一些，背會自然舒展，所以起初不要因
為過於追求背的舒展而耗力。

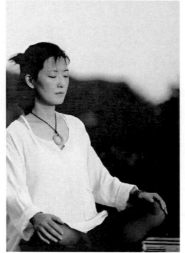

1. 散盤

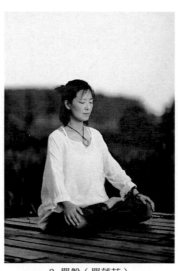

2. 單盤（單蓮花）

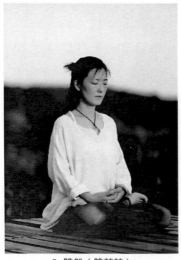

3. 雙盤（雙蓮花）

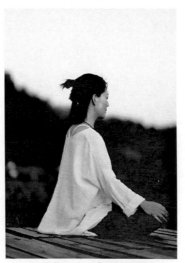

4. 脊柱中正、肩闊自然放鬆

三、肩膀胸廓

雙肩放鬆，胸廓舒朗，感受到心臟部位的開闊，不要向裡窩著，容易憋氣。緊張的人容易聳肩，坐中多覺知肩膀，告訴自己放鬆肩，會感覺到氣的下沉，緊張感瞬間消散。

四、雙臂雙手

雙臂成環狀自然放鬆體前，鬆肩沉肘，手結禪定印，即左手下、右手上，雙手相疊，大拇指輕輕相觸（不要用力頂起）。結定印容易使氣血聚合，幫助意識收攝，心容易安靜下來。在身體層面，手結定印可使雙臂的三陰三陽經連接起來，使氣脈貫通，氣血流動，容易讓雙手在盤坐中很快溫暖起來。

五、頭部頸部

頭部中正，下顎微頷，頭頂百會穴向著天空，放鬆面部，眉心放鬆，雙眼微閉。臉部完全放鬆，不用在意表情，更不需要故意微笑，放鬆就好了。

六、呼吸方法

保持自然呼吸方式。你只是做呼吸的觀察者，不去控制，也不刻意為之。一切的控制都會帶來緊張和氣血的不穩定。可以把注意力放在鼻尖下方，這裡對呼吸進出的感受最敏銳。感覺呼吸的長度、深度和頻率。

我們的呼吸有幾種狀態：一是喘相，就是呼吸沒節奏，上氣不接下

氣。二是風相，就是呼吸急，聲音大，節奏不勻稱。這兩種呼吸都很短淺，我們常人尤其是身體弱、性子急的人基本都是以這兩種呼吸為主的。

第三種是氣相，這是呼吸比較深入、調和、有節奏的狀態，呼吸長度和深度都優於前兩種。瑜伽和氣功裡的一些呼吸法，就是透過有為的訓練，把人們喘相、風相的呼吸往氣相上調整，這會推動橫膈膜的上下活動，使臟腑得到氣血滋養，促進新陳代謝，但是如果做得過頭了，或沒有有經驗的老師指導，就會容易導致內分泌紊亂、情緒失調。打坐中的氣相，是透過數息法和不斷的練習，使身心慢慢平靜了，自然而然達成的。實際上我們心平氣和的狀態，就是呼吸在氣相的自然狀態。

呼吸的第四種狀態，是息相。綿綿密密、若有若無的呼吸，慢而且深入，一呼一吸之間的空間也很綿密鬆動。這時的呼吸如泉水，溫潤細膩，無處不在。

息相的呼吸狀態，是打坐或練功達到入定的狀態自然發生的，聽不到自己呼吸的聲音，只知道在呼吸、在滲透，這是練習到這個程度的自然體驗，是做作不來的。從身體能量層來說，能量趨於平衡，得到了最佳的修復。

禪坐中，當呼吸隨著數息的進展，從剛開始的喘相、風相，變成有節奏和穩定的氣相，身心漸漸趨於穩定寧靜。如果有更加綿密的息相時，就不需要數了，只要隨息就好了。吸氣你知道，呼氣你知道，呼與吸之間也沒有前三種那樣明確的轉折了，而一呼一吸之間就更加微妙而有空間了，這是讓我們產生喜悅的呼吸狀態，但不是求來的，而且越求越沒有。越是放鬆與不執著，才越能領會一呼一吸之間的妙趣。

總之，做呼吸的觀察者，放棄對身體、呼吸的執著。呼吸是自然的，不是自我的。

▎女性經期冥想保養

很多練習者會誤認為冥想僅僅屬於精神世界的體驗，或是靈性世界的感知，卻忽略了冥想最基礎的身體修復的功能。我想透過女性生理期的冥想，談談這個話題。

經期中不用雙蓮花坐姿，以單盤或散盤為宜。經期是女性能量最低的時候，由於陰性能量主導，氣血相對虛弱，常出現疲乏嗜睡、腰腹背部痠痛的現象。經期中的冥想，以休養為主，放鬆腰腹部，切勿太向前挺腰。讓肚臍稍向後推命門（肚臍正後方），讓氣血在腹部運行創造最舒適的空間，一旦氣血運行相對順暢，腰腹的痠痛就會減輕。

上坐前後可喝一杯熱水或薑茶，因為盤坐姿勢會讓身體毛孔加速打開，排除體內溼寒，而溼寒也是經期不適的核心問題。一旦避免或減少溼寒入侵身體，經期痛楚就會減輕。

手腳寒涼會導致經期不適，手結禪定印幫助雙手迅速溫熱起來，當坐中感到雙手溫熱後，可以把手心轉向小腹的方向，讓雙手的勞宮穴朝向小腹。自然呼吸，感受雙手的熱量滲透進腹部。透過專注，引導腹部氣血順暢，讓身體自然升溫。其間身體排汗發熱，那是氣血運行的正常現象，有助於度過經期不適。

經期中尤其注意雙眉的放鬆，有助於放鬆情緒。由於思考問題過多，念頭散亂，我們的氣血不能運化，極易傷神，而造成焦慮憂鬱，身體寒冷不適。冥想中伴隨呼氣，觀想雙眉中間的展開放鬆，可以很快地舒緩情緒，而把關注力引導到下腹部，自然呼吸，讓心沉下來。

經期時可更多跟隨呼氣，感知呼氣的末端在哪裡，別急於完成每個呼吸，讓它自然而充分。

　　冥想的作用，最基礎的就是氣血調養；更深入的是提升覺照能力，觀照與調伏情緒，進而改變不良習氣，達到修心的目的。然而在經期，人的身體相對虛弱，需要多休息，就可放緩用功，以冥想休養為主，尊重身體本然的休息需要。所以經期時在打坐中更容易昏沉易睡，就讓自己在打坐中多休息，可以讓背部晒著太陽打坐，疏通督脈，增加陽氣。

　　真實的冥想，就是面對此時此刻自己的處境，接受，不迴避，因為從來沒有一直舒服的情境或身體條件。無論是腿的酸麻脹痛出現、念頭不停地湧現，還是身體不適，都是我們生活的一部分。而面對這些不適，我們把心一次次輕輕拉回當下的呼吸上，專注數息。接受真實的情況，不判斷好壞，也不逃避，就是在真實的情境下修心了。

　　一切營造的美好，都不如誠然地面對當下，帶給我們的心更真實的自由與解脫。所以，經期或生病時的不適症狀只是剛好以一個「不舒服」的方式，帶給我們最溫柔的提醒與修復。

禪坐不是想睡覺就是胡思亂想，怎麼辦？

禪修遇到的兩個問題，就是昏沉和掉舉。昏沉，就是想睡覺；掉舉，就是念頭紛飛停不下來。

首先，別沮喪。遇到這兩個問題不是壞事，至少我們是真的開始坐在地上打坐了，而不是飄在雲彩裡打坐。我們開始在昏沉掉舉間拉扯了，而不是兩腿一盤，表演成感覺良好、嘴角上翹的樣子。我們開始老老實實坐一陣子了，而不是感覺宇宙能量進進出出把你照亮，把你照得不是人了。我感到奇怪，總有人不喜歡真實的禪修，而喜歡飄在雲彩裡打坐。

安排時間形成紀律，比如四十分鐘，當然可以更長。沒有自律是不行的，就更別說自由了。我們老老實實坐下來，而不是坐一下就起來喝水、吃飯去了……

好，按照計畫雷打不動地執行，老老實實地感覺當下：呼吸，睡過去了；回來，再感覺呼吸，又睡過去了；振作起來，再從一數起……終於不睏了，呼吸，又開始想東想西；回來，數息，又滑到了念頭裡……循環往復，這便是我們真實的打坐的狀況。

那天讀到慈誠羅珠堪布的一句話：「在輪迴中我們早把臉丟盡了！」可不是嘛。禪坐，便是我們日復一日在生命中輪迴的縮影。開頭說先別沮喪；但按下來，我們真的感到沮喪。我們很少能專注、有序、放鬆地做一件事情。簡言之，我們很少能夠帶著禪心做一件事，把一件事做出禪味。天天說禪道，實際生活裡卻是被「纏」修，而不是「禪」修。我們真的在如實地做一件事情嗎？我們真的在如實做自己嗎？這是我們該沮喪的原因。原來活了這麼久，我們都是活給別人看的。

明一法師說：「一切修行都是以自己的失敗告終，都是要改變習慣、價值觀、成見，要自己修理自己一頓。」所以，打坐中，感到失望沮喪，其實是個好消息。我們開始了解自己了，然後想努力修正自己。

打坐中昏沉和掉舉，怎麼做呢？簡單得有點難以置信——回到呼吸上。誰都沒有靈丹妙藥，可以讓我們吃了就不昏沉、掉舉。所以，我們的當下，只有呼吸在發生，無論我們留意也好，忘了也好，它都在發生。但是，當我們留意於呼吸時，它會全然地發生，盡職盡責地流淌在我們的身體裡，去它該去的地方，如水。當我們不留意或三心二意的時候，它雖然也在發生，卻受到了你的影響，變得短淺或浮躁。你的情緒在波動，呼吸會隨之變化，你急迫，它就短淺；你安靜，它就細膩，並非刻意。所以說「心平氣和」、「心浮氣躁」。

回到呼吸上，覺知呼吸，或者加上數息。一呼一吸，你知道，數一；一呼一吸，你知道，數二……由一數到十，返回再數。數，是提醒的作用，幫助心做有序的覺察。所以，數比單純的覺知，更適合初學者。所以，睏了，睡過去了，覺知到時，從一數起，數丟了，再回來從一數起。同樣，妄想紛飛了，覺知到時，從一數起，數丟了，再回來從一數起。

沒錯，就這麼無聊。我們能接受嗎？不接受，所以生活中處處覺得無聊，閒不住，總是想找事情做。接受了，無聊中便有似錦繁花。柴米油鹽，箇中滋味，哪個不是禪？禪修看似玄妙，實則大道至簡。沒什麼裝神弄鬼、騰雲駕霧的。

禪修打坐會讓我們變得具體，但也不糾結於具體，就如同一次次從念頭的糾結裡出來，回到一數起。你會變得特別享受生活，該吃吃該睡睡，不沉迷；會變得精緻，又勇猛，如同享受自己與呼吸合一的境界，

也如同自己又一次掉落，但沒有放棄，回到一數起。

　　打坐中，做呼吸的觀察者，而非控制者。做和呼吸有距離的觀察者，別抓得太緊，就不憋氣了。在生活中，覺知眼下正在做的事，努力，但不執著於結果。這樣就既在愛又在自由了。

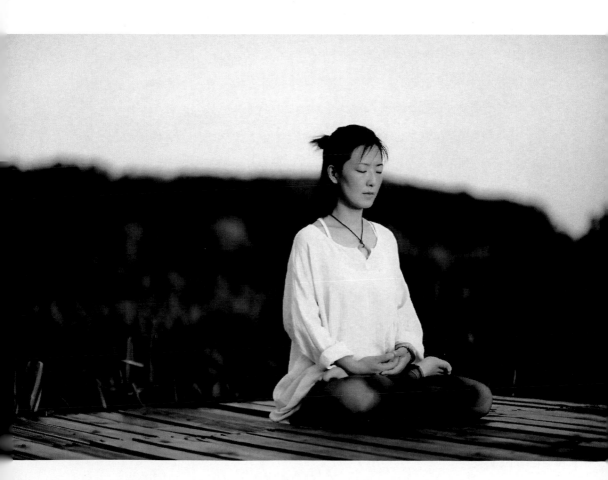

▌禪坐是虛度光陰嗎？

很多剛開始學習冥想打坐的朋友，都會覺得：打坐是在浪費時間，我每天那麼多事要做，哪有時間打坐呀？或者有人終於慢慢建立了幾週打坐的習慣，可是一旦有個打破日常生活和工作節奏的事，比如出差啊、旅行啊、家裡來親友啊、婚喪嫁娶啊、或者身體狀態不好啦、生病啦、首先放棄的，就是打坐。

這也很正常，因為打坐是日常裡最無用的那個安排，是不能解決眼下緊急問題的，更不會有立竿見影的作用。可是身心的日常修煉，一旦被各種理由放下了幾天，當再次回到常態生活時，就會很難把這習慣撿起來了。當然，理由總是有很多，歸結為三個字，就是「太忙了」。

真的那麼忙嗎？我也常這樣問自己，但發現很多時候我們好像不願意深究這個問題，而是把「太忙了」當作正事、當作擋箭牌，更深一步說，當作存在的理由。不忙，似乎活著就沒價值了。而且很多時候，我們說是為了自己和家人的快樂幸福而忙，而實際上也有很多時候，我們是忙給別人看的。我忙，故我在。

忙，並不是壞事。身為人類，與生俱來的一種習性，就是「要行動」。這似乎是人的共有屬性，在梵語裡，「行動」，被叫做「Karma」，也叫做「業」，也就是我們本然地就帶有這種要做點什麼的習慣。也是這樣的習慣，推動著我們去建設物質世界、精神世界，甚至靈性世界。我們的世界似乎就是因為「業」而建立，完善，衰落，出問題，當痛苦產生時，我們就尋找辦法掙脫出來。每個個體，當然也是這樣。為了尋找一個活著的理由，終於找到了，卻成了毀滅的緣由。

我們的痛苦源於行動。然而，行動本身並不會帶給我們痛苦，準確

地說，是執著行動的結果，過度的行動或不行動，帶給我們痛苦。過於強調行動，或乾脆放棄行動，其實是同一件事，都不是中正的做法。這種執著於結果的行動，必然會因為失衡而帶來痛苦。想要減少痛苦，首先就要學會適當地約束自己、約束行動，也就是瑜伽的本義「自律、自我約束」，用現在的話說就是「活在當下，靜下來」。

印度經典《奧義書》解釋道：「瑜伽，是從苦中解脫。」誰不想從苦中解脫呀，這可不是一個束之高閣的哲學問題，而是關係到我們每個人最想要的快樂的問題。然而，我們天天尋找從苦中解脫的辦法，卻發現，有些苦解決了，只是一時，馬上又會有其他的苦。生活裡這樣的例子太多了，比如天天擠捷運上班，勵志要賺錢買車，開車上班。終於有一天理想實現了，卻發現開著自己喜歡的車被堵在擁擠的道路上寸步難行，這時又有苦接著來了。

有些苦，透過快樂的相遇、注意力的轉移掩蓋住了，可是一陣子之後又引起其他的苦，或和從前類似的苦。比如你終於遇見了一個比你現在的伴侶更有感覺的伴侶，帶給了你新的生活、新的刺激、新的甜蜜，可是繼續下去，過了一陣子，就又開始發現對方的臭毛病——自私、自我，彼此的磨合其實和之前的伴侶的相處如出一轍。

有些快樂終於透過努力得來了，可是沒過一陣子，它們就又消失了，就如同再美的旅行，對於日常生活來說，都是短暫的。當我們從不用早起上班，每天都是新鮮的味覺、視覺和觸覺體驗的旅行回到日常的工作生活，鍋碗瓢盆，家人孩子，馬上就會沮喪了，總會感嘆快樂的日子為什麼總是短暫。

更別說，日子總算好點了，卻開始面臨最親愛的家人衰老、疾病和死亡的問題。每個人都要經歷最愛的人離開你的日子，這是生而為人必

經的苦難，似乎沒有一個人能倖免。

看來人生雖然在不斷行動，但製造快樂的背後卻是在堆積苦的因，如果不能從因上了解和修整，結果終究一苦。怎麼辦呢？有些人開始尋找從苦裡解脫的辦法，於是便有了不同的修行方式、來解決我們的身心之苦。

佛教哲學「四聖諦」——苦集滅道，佛陀做了根本而徹底的了悟與教導。苦就是痛苦，集就是痛苦來源的集聚，滅就是去除痛苦因，道是滅痛苦因的方法。有人把「苦集滅道」通俗化解釋為有病——治病——吃藥——治癒的自然過程。

在修行的方法上，有的側重修身，有的側重修心，有的側重身心雙修，有的則要超越身心，各有所長。不過是因為每個人的因緣處境位於不同階段，而選擇不同方法罷了。修行之路五花八門，每個都有道理，可是執著於某一個，認為只有我這個是對的，就又是苦了。

回來說「忙」。忙的無非也就是以上這些事，各有各的忙法。有的忙在身體，有的忙在頭腦；有的忙在外在，有的忙在內觀；有的忙著逃離苦，有的忙著解決苦，有的忙著苦中作樂，有的忙著樂中受苦；有的忙著為自己不忙的方法說出一個理由。

這個世界，有的人忙著「忙」，有的人忙著「閒」。忙著「閒」是什麼意思呢？說白了，就是忙裡終於要偷閒，於是開始忙著各種愛好，為了找快樂，結果忙得自己團團轉。一下子彈古琴，一下子彈鋼琴，一下子彈吉他，一下子打鼓，一下子學畫畫，一下子學書法，一下子學跳各種舞，一下子學國學，一下子學英語。本是為了閒，結果忙得閒不下來。

我們人類的屬性，好像天生就是「行動」。所以，這可能就是我們

沒時間打坐、沒時間讓光陰虛度的原因吧。如何可以一邊踏足塵世盡職盡責，一邊踏足虛無無掛無礙、無執無著。就像太極圖一樣，不是非黑即白、非此即彼，而是白裡有黑、黑裡有白。可是太難做到了呀，所以就別太執著，但勇往直前吧。

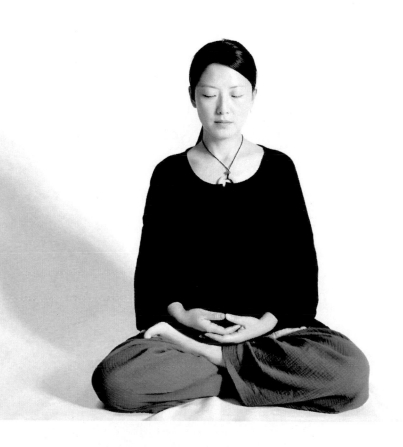

我並不孤獨，我只是一個人待著

禪，是一種承擔

在喧鬧鬆散的週末，我們選擇在安靜的屋子裡，安心於冥想，閉眼間，開始學習如何面對自己的心，如何面對情緒的造作。一坐又一坐中，我們腿痛又麻，好像第一次這麼真實地面對疼痛，面對無聊，面對一個又一個的念頭，理不清頭緒，但自律要求我們：只是坐著，不要動。

在禪坐中我們漸漸發現，一旦想去解決和逃離疼痛，呼吸就會急促與粗重，就會形成對抗力，雙腿就會更痛，心就會更癢癢地到處亂撞。而只有放鬆，不去對抗和理睬疼痛，回到對呼吸的覺知上，專注地數著呼吸，和疼痛共處，才會忘記疼痛。漸漸地，我們並不是不感到痛了，而是看淡了痛。

我們也慢慢發現：比疼痛更難忍的，其實是心的昏沉和散亂，我們從來沒有這麼真實地面對自己的當下，要麼睏倦疲憊，要麼胡思亂想，很少有正好的時候。可是就這樣，一下子坐起來，一下子又坐下，我們會發現起伏的情緒漸漸安靜下來，心慢慢變得清明，臉龐透著由內而外的光彩，緊湊的眉心也慢慢舒展了。我們的心慢慢地知道抽身而出，做自己的旁觀者，更冷靜，更從容，才能更好地承擔最好的溝通 —— 沉默。

當我們面對彼此，有一種默契，儘管言語不多，卻彼此懂得。禪修會啟發人更細膩的覺知，去領悟此時此刻無處不在的美，每個細節平凡平淡，卻耐人尋味。禪修也會啟發人更體恤和感知他人，不卑不亢，去

欣賞、去傾聽。

在禪修的茶會中，我們會發現自己比往常更細膩地關注茶人對待茶的每個過程，能細膩地品味茶的自然，欣賞茶人的樸素，也更懂得品玩每個茶器呈現的孤獨與澄淨。當我們把自己放低、放鬆、放下，才能更真實地體會「禪茶一味」。因為我們的覺察更細膩了，才會更珍惜地度過每一個當下，領悟當下之美。

禪，是一種孤獨

秋陽‧創巴仁波切說：「我並不孤獨，我只是一個人待著。」開始禪修後，我們忽然讓自己的生活增加了一塊時間，這個時間完全屬於自己，面對自己的空間，一個人坐著，練瑜伽，打太極，或是泡一杯茶，讓這段時間變得毫無目的，完全地無為，只是覺知著自己的心，享受這個當下。我們慢慢地會喜歡上這種孤獨，會讓自己的每天都盡量安排出一點獨處的時間，讓自己的心從向外的奔波和散亂中扭回來，和自己相處。

漸漸地，生活上會減少一些不必要的應酬、不必要的約會和談話，但這並不意味著減少了朋友，實際上，我的心裡會漸漸地升起一股清淨之愛，這種愛讓自己更加敞開，可以面對所有人分享和感恩。這種愛，讓自己與真正的道友相遇，不需多言語，卻彼此懂得，彼此提攜。這是一種心照不宣的相應，讓人更覺得可貴與珍惜。所以，孤獨，是自知。孤獨，並不是自閉。真的孤獨，是一種連結。

禪，是有序的思維

我們的心平常基本是散亂與無序的，所以我們總是很忙，腦袋裡總是閃現著過去、現在、未來要做的事和想做的事，就是抓不住最主要的事在當下完成，總是處在混亂狀態，做事效率低，還把自己搞得很辛苦，沉不下心，不能專注面對當下的事。

即使再忙，事情總有個輕重緩急、先後順序，但因為我們情緒散亂和緊張，思維無序，把自己搞得非常累，餓了也不吃，或者猛吃，睏了又睡不著，胡思亂想，結果身心俱疲，把身體也搞糟了。訓練自己的心，使之專注在眼下的事情上，有序的思維，就是禪修。

禪修並不狹隘，它包羅萬象，無處不在。只要我們對當下的思想與行為有覺知，讓它們變得有序，那麼，瑜伽是禪修，太極是禪修，讀書是禪修，寫字畫畫是禪修，泡茶是禪修，工作是禪修，做家事也是禪修。但是說起來容易做起來難，所以我們需要特定的時間、特定的方式來訓練心，當我們變得有序，才可以說：禪，就是生活。

可惜，禪，不能量化。在這個資訊如此發達的現代社會，我們的一切增長、減少、收入、獲得，甚至我們的自媒體增加了多少粉絲，今天走了多少路，消耗了多少脂肪，都可以被輕而易舉地量化。然而，禪，不能被量化，不能示人，只能「如人飲水，冷暖自知」。不過，幸虧禪為的不是量化，不是給別人看，不然，這個世界上還有沒有人敢孤獨地面對自己？

▎睡眠和噩夢中的禪修

　　凡是打坐的人，都曾在打坐時睡覺，也因此會苦惱，甚至覺得打坐睡覺完全是浪費時間，乾脆起身不坐了。可是下次打坐的時候，還是會睡覺，久而久之，甚至因為沒有成就感，乾脆放棄了打坐。

　　我也因此苦惱過，好不容易咬緊牙關早起，信誓旦旦要好好打個坐，結果還沒有變得精神，就開始昏沉迷糊了，而且那種昏沉是螺旋式的，轉得你無論如何都要投降，都要睡過去。而往往睡過去的時間，過得都非常快。

　　有一次在禪堂打坐，我坐在師父身邊，才過了一下子，竟然聽到了師父的打呼聲，我瞬間心安了。原來師父上坐也睡覺啊！在這之前，我一直覺得打坐睡覺是不對的，總自我批判，搞得壓力好大。但後來我理解了，打坐睡覺是正常的，但是要有辦法對治。我觀察師父，他打呼的時候是在睡覺，可是人家不打呼的時候卻是用功夫呢。不像我們，不睏了又在妄想。後來，我採取的辦法就是，實在累了睏了，就在坐上睡一會兒，不糾結，比如中午，有時候不那麼睏，乾脆打坐，可是坐在那一放鬆，人就容易想睡覺，剛好就養養神，一瞇眼，總能精神地坐一下子。下了坐，感覺比睡完午覺還精神呢。晚上睡不著，也是乾脆就坐著。睏了再倒頭睡，這樣還不容易做夢，睡得很好。

　　有時候呢，不是缺覺，而是散亂的心收不回來，習慣了，心就總在那飄著恍恍惚惚的，禪修裡叫「無記」，實際上就是稀里糊塗的。這種情況特別容易想睡覺，而且是沒完沒了的。這個時候就要小心了，努力從無記狀態把自己叫出來，去數呼吸，或者唸咒「阿彌陀佛」、「哈雷路亞」、「聖母瑪利亞」，都可以的。一個咒不斷地、反覆地、專注地念，

就這樣練習自己的覺知力。

所以，想睡覺也好，無記也好，胡思亂想也好，這幾個狀態是平行的，有時是相互纏繞的，但它們無非就是相互之間的物理和化學反應。在它們背後，有個東西，就是「覺」，我們的覺知力，無論你怎樣，它都在背後，監督著，審視著，提醒著。

以上是睡眠中的禪修訓練，瑜伽裡也叫「睡眠瑜伽」。還有一種情況，便是做夢。「覺」這個東西在不在呢？在！就只是更不容易被我們覺察和運用。因為我們都活在夢裡了，尤其是做噩夢時，被嚇得哭天喊地想逃跑，早把這個「覺」忘得一乾二淨了。這就是平常禪修太少，不能在禪修中建立對「覺」的熟悉和熟練運用，到了被迫應用的時候，乾脆就想不起來了。所以，在打坐時再有挫敗感，都要堅持坐下去，一次一次把自己叫醒，實際上都在訓練那個「覺」了。多划算的事呀！養了精神，又訓練了覺知力。

說說在做夢的時候運用覺知力的體會。我是個不太愛做夢的人，能記著的夢無非也是幾個噩夢，或者日有所思夜有所夢的夢。噩夢無非就是被人追，自己努力跑，反正你我的噩夢情節不一樣，但心理狀態雷同，就是：恐懼、逃避。直到八九年前我第一次在法眼寺打禪七，腿麻不必說了，由於每天八九個小時的打坐，覺知力比日常綿密，大概第五天晚上做了個夢，黑夜裡有個人拿著刀劍在後面追著我打，形勢很緊迫，我狂跑！跑著跑著，覺知醒了！我就對自己說：「不對呀！我倒要轉過頭來看看自己怕什麼！」於是，硬著頭皮，我在夢裡轉過身來，只見那黑影，拿著刀劍向我劈來。瞬間，刀光劍影，一片明亮。我醒了！醒來後，竟然一點也不害怕，還有點打了場勝仗的感覺。

第二天，和明一法師說起這個夢，我師父瞪著我，用開玩笑的口氣

說：「你很厲害呀！」我就把他這句當嘉獎了。這算是在夢中用上了一次覺。但也不是每次都可以，往往日常生活中心一躁動，打坐少了，就又會被噩夢俘虜了。醒來難免會覺得慚愧。怪不得古人常說：「禪門的用功，靜中功夫十分，動中只有一分；動中功夫十分，睡夢中只有一分；睡夢中有十分，生死臨頭又只有一分。」好好打坐吧！

還有關於惡夢的問題，多半是身體太累，或者太虛弱、正氣不足，所以日常首先要注意身心修養鍛鍊，多打坐、多練瑜伽。當然，最重要的還是那個「覺」的訓練和鞏固，這便是平常禪修的功夫。訓練自己事忙心不忙，事亂心不亂的能力。

沒好沒壞是真經。不斷在禪修中訓練，噩夢不害怕，美夢不貪戀，不過一場夢。如果再來點幽默感，你我不過萍水相逢，各走各的路。你好，再見。

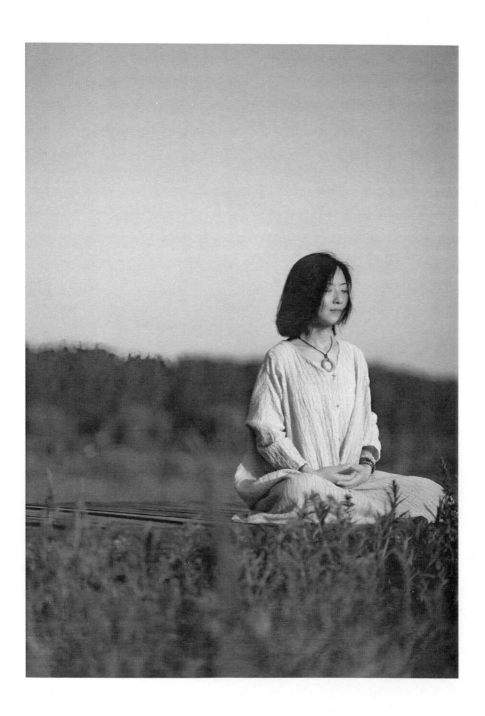

你是急性子還是慢性子？

打完坐和夥伴在法竹林散步時，她問我：牟木，你是急性子還是慢性子？我想了想說：這不好說。不能一概而論，畢竟天天修不就是對自己的性子下手嗎？

過去的每一天，我們急，急，急，形成了急脾氣的習慣，於是就被自己或別人定義為壞脾氣、急性子。過去每一天，天天拖泥帶水，於是就被定義成慢性子、優柔寡斷。

禪修就是透過修行，日復一日改正自己不良的習氣，然後再說「順其自然」。一開始就順著自己來，順的是自己的習性，不是自然。所以修行一定有一個讓自己非常難受的「逆流而上」的過程，這個過程需要用「不要太在意自己」來對付那個被寵壞了的自己。

打坐時，這裡痛那裡痛是正常的。身體層面——我們正在透過盤坐使氣脈連接，氣血彙集，去疏通身體的溼寒瘴氣，但四肢酸麻脹痛；心理層面——我們正在「扒皮」的正是「我執」，那些我一直習慣的、害怕的、喜歡的、執著的……這一切是讓我們煩惱的根源。比如，打坐坐到二十分鐘，腿啊背啊酸麻脹痛，就在想「哎呀，會不會坐壞呀？痛死啦，何必呀？」，然後找個理由下坐了。這是那個想做主的「真我」又被「我執」打敗的經歷。生活中我們也是一次次這樣被習氣牽著鼻子走，表面順應了，心裡卻因為沒有「活出真我」而糾結煩惱，告訴自己：這就是我的命，認命吧！

但是，當我們終於可以堅持容忍地坐到一個小時了，再往兩小時、三小時努力時就有經驗了，知道再痛也不會坐斷腿，不會痛死了；知道比腿痛更嚴重的其實是心煩，知道透過延長打坐時間、增加打坐次數，

可以更精準地收拾這顆七上八下的心。

這時我們也嘗到點甜頭了，打坐的一些好處已經在身體和生活裡顯現了。我們比剛開始的二十分鐘、四十分鐘更有容忍度，更有空間去包容疼痛了，更有耐心去守候、去觀察、去磨練。所以，可能本來我們是急性子上坐的，在坐上磨了一坐，一下坐，變成慢性子了，看什麼都不著急了，一個一個來，一個一個完成。其間有自在！

這個自在，是真實的意思。我們似乎可以體驗到一點禪味了，禪不是形式上的空架子，更不是做給別人看的，就像風雨後的花，被砸成落湯雞，那裡面就有一種不敗的、不易的、真實的美好。

示人以真實之美。給自己一些時間，別急。歡喜與愛，就這樣悄然而來。急，慢，不能一概而論。淡然寂寞，亦熱情精彩。

▍靜心培訓有助企業發展

人，是企業的核心。心，又是人的核心。禪修、瑜伽等靜心培訓，是直接針對人本身的身心訓練，從根本處著手，逐漸培訓員工的素養，進而直接帶來每個個體內在完美性的逐步展現。而當每個個體在企業中真正展現出自己的能力與潛力，找到自我角色的責任與歸屬、創造力與穩定性，不正有利於企業最長遠而穩定的發展嗎？

禪修是重要的心態培訓

企業培訓林林總總，總體看來分為三類：第一，知識培訓；第二，技巧培訓；第三，心態培訓。一般來說，企業日常培訓會以知識培訓、技巧培訓為重，因為它們更注重短期內可見的收益和業績提升。而心態培訓雖然是關乎人本身最重要的培訓，但收效相較緩慢，不會有立竿見影的結果。所有企業培訓部門總被認為是花錢不賺錢的部門，除非企業領導者有這樣的認知和遠見，才可能帶動起真正關乎人心的培訓，尋找正確可行的方式。然而，慢工出細活，正因為慢，所以徹底，所以長遠！

對於心的訓練，一定不是幾句話、幾本書、幾次會議就能見效的。關鍵的問題在於：大家只是在聽，卻沒有參與；只是被感動，卻沒有行動；只是知道了自己的問題，但沒有去迎接改變。如果這樣，企業文化的口號再好聽，也只能是不見落實的空話。而真正感染人的企業文化，卻有「此處無聲勝有聲」的感染力，真正感染員工、感染客戶。

禪修有助於建立良性管理方式

禪修，更像是做回自己的「主管」，先看清由自己多年管理的「自身」這個企業，身體各個「部門」之間的關係是否完整？情緒是否得到良好的覺知和調控？看清自己，治理自己，才可能更清楚地面對他人，治理環境。

這就如同在正規運作的企業中，第一重要的是工作本身，第二才是人情。而在利益層面，第一重要的是團隊的整體利益，第二才是個體的利益。當修心的訓練慢慢展開和持續下來，自然會看到員工心態的轉變，更專注，更開放，更敏銳，也更謙卑。這是正確的禪修帶給每個人、每個團隊的利益。請相信，每個人的內在都潛藏著與生俱來的追求完美的特質，即使外在的人為競爭停止，每個人內在的這種向善向美的本能，也會推動人的真正進步。所以，身為企業的管理者、員工的引領者，重要的是啟發這種追求完美的特質，讓大家漸漸啟動自己來自轉，就會達到最好的「不需管理的管理」、「不求進步的進步」。這是禪修培訓會帶給個體與團隊根本的轉變。

禪修帶給企業的長遠益處

從個體表現上看，專注力和創造力提高，工作效率就會提升；在不斷的修心訓練中，學會觀照並釐清自己的情緒和欲求，更能掌握工作本質的核心所在。

從團隊合作來看，個人透過修心逐漸了解到對自我的執著，改變以自我利益為先的習慣，更能就事論事，開放待人，冷靜處事，養成合作和包容的態度，提升換位思考的能力。

從企業發展來看，企業文化的培養與確立，是一個長期的事業，不僅是口頭的宣說，更是行為中的滲透，是從企業高層到中層管理者再到每個團隊的層層滲透與感染。而這種感染，更是靠實實在在的處事才得以傳遞的。所以先要企業管理者自己能做到，說出來的企業文化規則才可落實。

在日本很多現代企業有禪修訓練，有的還專設禪修室，提供員工上班前或中間有短暫的禪修、瑜伽靜心時間，以提升員工整天的專注力和工作效率，提升他們的歸屬感和幸福感。

參加過我們舉行的禪修與瑜伽靜心訓練營的管理者曾說：「以前我們嘗試了各種團隊拓展訓練，當時都很振奮人心，短期內團隊士氣高漲，可慢慢就又消失了。而禪修很容易在日常生活中落實，是很好的機會，應該被帶入企業管理者與團隊培訓中。」

當然，每個人的改變和提升的主因，都在於自身。我們並不能誇大某個人、某種方式能夠扭轉乾坤。然而好的師者、領導者，優秀的環境，確實會帶給個體非常大的輔助和影響。

禪修如果可以真正在企業裡開展與落實，不僅能有利於企業和團隊的發展，更能深切地有利於每個員工的成長，甚至生命的轉變。對於每個人的生命而言，這不僅是財富的累積，更是福德的累積。能夠有利於他人的，才能真正而長遠地有利於自己。

▌冥想時光

讓我們靜靜地安坐。

不論上一刻，我們在忙碌什麼、談論什麼，

此刻，讓身心歸零。

隨著吸氣，輕輕地舒展脊背向天空，

隨著呼氣，覺知臀部鬆沉向大地。

覺知呼吸，覺知呼吸時鼻尖出入息的冷暖與長短。

只是覺知，不去控制。

你可以默默地數息，

由一到十，而後返回再數。

當我們的心被念頭帶走，而忘了數到幾，

意識到時，只要輕輕地回來，從一數起。

不自責，不放任。

看著自己此刻升起的念頭，如同看一場電影，

看著自己情緒的起伏，煩惱的來去，

如同看電影裡跌宕起伏的情節。

而禪修，歷練我們的心，

做一個旁觀者、一個觀眾。

生活中，我們每個人都承擔著很多角色，

媽媽，爸爸，孩子，妻子，職員，主管，朋友，

我們的心，就如同觀眾，

看著自己在這些角色裡的承擔與轉換，

看著劇情跌宕起伏。

而心，只是看著。

不把自己丟進電影裡，去當主角。

記著，抽身而出，我只是觀眾。

日復一日的練習，

就是歷練我們的心，做一個觀察者。

專注而冷靜，

才可能演好每一個角色，不會執著。

無論我們覺得自己有多忙碌，

每天都留給自己時間獨處。

讓我們靜靜地，只是坐著。

出離，並不是放棄，

出離，是真愛的開始。

六、冥想，從纏心到禪心

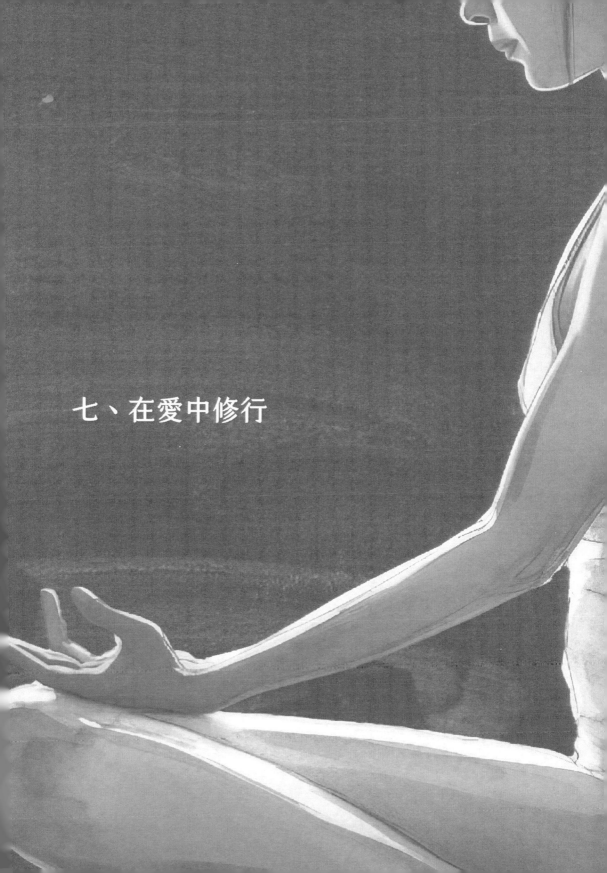

七、在愛中修行

▍瑜伽，情人

2000 年和他邂逅，

源於一顆懵懂的尋找溫暖和依靠的心。

我希望自己健康起來，美麗起來，自信起來

希望自己的心，在迷失中，找到方向。

於是，遇到了他。

我開始推掉下班後的飯局和約會，

開始想要獨處，

開始想每天和他在一起相處。

我開始換上潔白的輕衣，點上溫暖的燈，

燃上淡淡的香，放上舒緩的音樂，

為了和他在一起。

我開始微閉起眼睛，伸展開臂膀與胸膛，

感受自己柔軟的呼吸。

我開始放鬆了緊縮的肩膀，沉下了腰脊，

感受到自己下沉的重量。

我開始不想再找什麼派對男女，

把酒當歌，聽我傾訴，填補我的空虛。

我只想回家，

梳理自己奔忙了一天的蓬頭垢面，

沉靜下來，和他在一起。

儘管起初是那麼不堪，

笨拙，緊張得顫抖，失去自信，想要放棄。

然而，他一直在那裡，不離不棄，默默不語。

他的愛，如閃亮深情的雙眼，

在黑暗裡，始終清澈地照著我。

他的愛，如寬厚安全的胸懷，

在孤獨中，始終溫暖地抱著我。

他從不嘲笑我，從不懷疑我，

允許我犯錯，卻不會放棄我。

他只真誠地守候我，

溫暖我，喚醒我，將我舒展。

他只用最細膩的擁抱，

把我從自我的封鎖中解開。

慢慢地接受，相信，依偎在他的溫暖中。

感受我的呼吸，和他在一起。

漸漸地，他的愛，讓我放下了自己。

坦然，也坦誠。

揭開一切的面具，是什麼就是什麼。

不必擔心容顏的老去，不必擔心肌膚的粗糙。

不必擔心自己外在的形象和失禮，

無知和笨拙，會令他離開我。

不必擔心這世界一切的燈紅酒綠，

花團錦簇，會使他背叛我。

而只擔心 —— 我對這世界的貪戀和迷惑，

讓我忘了他的默默相守，不離不棄。

在他的愛裡，我放飛我自己。

任由一切的角色，在我生命的劇場裡被上演。

任由一切的職責，需要我去承擔並盡己之力。

任由一切夢想與熱愛，激勵我去實踐和堅守。

任由一切情愛與因緣，在我生命裡相遇相知。

我都更加敞開，真誠地接受，緊緊地相擁。

但我的心，卻矢志不渝地和他在一起，

絕不分離。

而在這些擁有的片刻，

我卻開始意識到內心漸漸湧上的悲傷。

這對美的依戀與不捨，對生命流過的瞬間，

無法把握的無奈。

每個此刻，只是生命的經過，無從占有。

過去的，再美好的和糾結的，都已過去。

此刻，再不捨的和擁有的，同樣會失去。

無論如何，不再回來。

在他深深的愛裡，

對這世界，我並不會變得冷漠，

反而更加熱愛和珍惜。

因為生命，只此一刻。

慢慢地，這些年過去了。

雖然我仍然一次次地看見自己 ——

被激情與期盼，灼燒起慾望，

被虛榮與輕慢，點燃起執著。

但我只想更快地回到他面前，回到本色裡。

深深懺悔，不掉入同一場慾望的輪迴。

他的愛，就這樣默默地相守。

無論我在哪裡，在什麼角色裡，做了些什麼，

他都在那裡，不離不棄。

於這世間，一切的相遇在變，情緣在變。

得失之間，無所擁有，無所失去。

愛，是美好的。欲，是麻煩的。

錯的，不是愛。是我誤解了愛。

而他，讓我懂得了愛，踏實地相守，不再尋求。

瑜伽於我，正是這場生命的情人。

這個情人，不會用製造的浪漫，

把我帶向愛的天堂，

卻會將我的心，帶向解脫。

愛不是技巧

　　修行並不是避世的，而是愛的回歸。我們因愛而來，擁有與生俱來的愛的能力，本能地在尋找愛的可能，又在愛的陪伴、愛的提升，甚至愛的缺失中成為自己，落實更真誠廣大的愛。我們沒有離開過愛，也沒有離開過愛的尋找。

　　木心先生說：「知與愛永成正比。」我們如何認知愛，對於愛持有怎樣的價值觀，想尋求的愛是怎樣的，想從愛裡得到什麼，這些成了人生不可迴避的大問題。

　　愛不是技巧；愛是本能，是善巧。誰都不會沒有愛，有時只不過是我們的愛被自己的情緒與執著蒙蔽了，有時我們對愛的理解可能會出現一些偏差；但是當我們在尋找愛的過程中遇到苦，反而會更有機會回歸愛。因為每個人的本能都是向善的，而愛的本質就是善的。

　　愛很容易談得矯情，也很容易談得自我；如果愛被虛擬得談了半天都不能落回生活，就是沒意義的。我們總希望既有真實的感受，又能跳出自我來分享愛、傳遞愛。因為我們內在的一些感知在成長過程中都是相通的，只是故事不同而已。

▎關於我愛你

有時候我們確實容易把愛變成一種物質，或一種得到與失去。愛沒來的時候自己很痛苦，它來的時候又覺得不是自己想要的。接著就產生非常多磨合與無效的溝通，日復一日，把當初一往情深的愛變成了一場折磨。

愛從最初的接觸上的了解與示好，到日常生活的容忍與依附，再到默契融合的靈魂交流，是一個漫長的修行過程，甚至不是我們用一生就能去成就的。在這個過程中，最初的「理想伴侶」定義，可能在一次次誤解和誤判中錯過或放棄。關於愛的最佳解答，其實不在對方身上，而是在自己的心裡。所以愛與修行從不違背，不讀懂自己，又如何能夠尋找和理解對方呢？不修持破土而出時的那份容忍，又如何能等到愛之花的綻放呢？

宗薩仁波切說：「當我們思考的時候，是困惑。當我們開口的時候，是矛盾。因此，世界上不存在『溝通』這件事，只存在『成功的誤解』和『不成功的誤解』。」我們在一次次完美之愛的找尋與碰壁中，要接受的是：從沒有絕對的完美，接受不完美，就是一種完美。不再苛求全然的溝通與理解，即使是「誤解」，我們也可以找到相對幸福的道路，並安然相伴。

在一次旅行的途中，我翻開《奧義書》，讀到以下這段話，耶若伏吉耶對梅怛麗依說道：「哦，確實。不是因為愛丈夫而丈夫可愛，是因為愛自我而丈夫可愛。哦，確實，不是因為愛妻子而妻子可愛，而是因為愛自我而妻子可愛。哦，確實，不是因為愛兒子而兒子可愛，而是因為愛自我而兒子可愛。哦，確實，不是因為愛財富而財富可愛，而是因為愛自我而財富可愛……」

　　我恍然明白：我們人類的愛，多半是在尋找自戀的依附。當我們說「我愛你」的時候，更希望滿足的是自我的一種快樂感與安全感的需要。有時我們不敢承認，原來我們都是自私的，而這種自私不僅僅是道德上的，還緣於我們深深的我執。

　　在我們的潛意識中，伴侶其實就是自己匱乏的填滿。當我需要保護的時候，他就能提供安全；當我寂寞無聊的時候，他能提供娛樂與陪伴；當我需要讚美的時候，對方可以示愛與誇讚；而當我需要安靜的時候，對方最好閉嘴……

　　這就好像太極圖，在自己大面積充實的核心處，總是有一個點不能被填滿。所以我們一生就在矢志不渝地輪轉尋求，直到那個點永久得到同化與完滿。轉啊轉，抓取啊抓取。在「我愛你」的背後，總是「我要你」。

　　總聽人灑脫地說：「我愛你，與你無關。」真的能做到嗎？那我們為什麼還需要一個「你」才能被填滿？

　　總想完滿便是我們苦的緣由吧。可惜的是，生命總是差一點才能完滿，於是我們就落入永無止境的追逐中，丟丟撿撿，從未曾完滿過。

　　對愛的尋找，需要回過頭來，從接受自己的缺失開始。自知，而後自明。所以在《奧義書》中，耶若伏吉耶接著說：「梅怛麗依啊，確實，依靠觀看、諦聽、思考和理解自我，得知世界所有一切。」

愛的三個階段

　　弘一法師的弟子豐子愷總結人生有三個境界：物質生活、精神生活和靈性生活。物質就是衣食住行用，精神就是學術與文藝，靈性就是生命終極意義的追問。

　　我們每個人對生命的追求和理解，其實都在這三個階段中。我們首先都在物質階段的建立與滿足上，依於不同的教養與價值觀，有的人會停留在對物質世界無止境的追逐中，那麼相應地，他們對愛的理解與尋找，其實也是相對物質化的，愛主要建立在物質的安全感和身體生理欲求的滿足上。

　　而如果能獲得更多的文學藝術教養與薰陶，人的物質欲念反而不會太膨脹，會有更多的時間精力追求精神世界的潤養與喜悅。這時我們對愛的需求，當然也會希望是更多兼顧精神的培養，有共同的熱愛去經營與分享，比起僅僅滿足物質需求，可以玩在一起，填補精神的無聊與空虛，豈不是更幸福？

　　然而，在自我精神世界的追逐中，人難免遇見苦，太過依賴感覺和情緒，有時難免落入多愁善感，兒女情長。當孤芳自賞時，當因為一支歌潸然落淚難以收場時，當愛對方的才華卻求而不得時，當我們終於和精神伴侶不顧一切一往情深，卻發現彼此的精神世界因為各自的自戀而難以融洽，於是產生了巨大的空虛、孤獨、不安全感和焦慮時，我們再次失望和退縮。這時，有的人會繼續去尋找下一個精神陪伴者。有的人則開始深入詢問自己的痛點，並由此提升至靈性的追問中。

　　當我們繼續去追問：真正的自由在哪裡？真正的快樂在哪裡？真愛又在哪裡？那個不再被情緒左右、被愛人的狀態影響、被家庭和社會的

責任拖累的覺醒與接受狀態，便是靈性追求者的嚮往與修行。

此時，他們不一定非要離開愛人、家庭與社會，反而會把當下當作修行的道場。他們在日復一日依舊瑣碎的日常生活裡訓練覺知和觀察力；在依舊會出現煩惱的戀愛和家庭裡，練習減少自我與自私。這樣就可能在人人總想尋求和得到的世界裡，減少非此即彼、非愛即恨的對立，而變得更加包容。這個過程絕對不是放棄自我，而是讓自我放下，從而得到更大的自由空間。

放下，並不是放棄。對於靈性修持者，愛與生活不必放棄，練習「放下」就是最好的修行。不要追求自我空缺的填滿，不要苛責對方的缺點。在靈性追求的道路上，所謂的「靈魂伴侶」真的存在嗎？與其說找一個靈魂伴侶，不如說透過伴侶淨化自己的靈魂吧。

不能什麼都想要

我們個人生命成長的境界，是從物質的滿足到精神的滿足，再到靈性成長的追逐。而對愛的尋找，也同樣是這三個階段。我們對愛人的尋找，也是在這幾個方面衡量。但問題是，我們好像總是什麼都想要，卻不知自己真正想要的是什麼。

物質伴侶

比如，我們想要一個能夠提供豐富物質條件的伴侶，那他多半是事業型的，至少在事業的創立期需要更多的時間工作和社交，很少有精力去陪家人孩子和做家事，可能連一起吃一餐樸素的家常飯都不那麼容易。可能即使在下班的時間，他也更多在考慮和賺錢相關的事；或者他可能根本沒有下班，工作就是生活。

他可以給我房子、車、奢侈品、旅行，但是可能無法給我陪伴。如果我們可以接受這樣的生活，形單影隻地去消費、去旅行、去開展自己生活的愛好，並照顧好他的起居飲食，那就很好。如果我們不能接受他總不在身邊，並且因此而痛苦，但同時又需要充裕的物質，什麼都想要，就煩惱了。

精神伴侶

有的人呢，想要一個能在精神上懂自己的人，能和自己一起欣賞文藝、看電影、聽音樂會、分享閱讀、一起旅行。這種能玩在一起的伴侶本身可能需要更多時間宅在自我的精神世界裡。當這樣的伴侶面對物質

與精神需求的衝突時，他們可能會認為物質世界相對容易滿足些，關注自我的精神世界而對家庭事務冷漠和缺少責任，需要伴侶去經營物質生活。比如我身邊的很多藝術家朋友，都是老公一門心思畫畫，老婆需要既料理家事，又做經紀人的工作，甚至需要承擔養家糊口的擔子。

如果伴侶能夠接受這樣的生活，對物質的安全感需要不那麼強烈，也不需要太多奢侈品包裝自己，可以享受與伴侶窮游的快樂，有耐心欣賞對方的精神世界，甚至經營對方的精神產品，甚至能夠承擔更瑣碎的家事和對子女的教養，那就沒問題。如果伴侶既想要對方在外擔當，又想要他在家裡精神陪伴，那便是不現實的。或者最多就是一起做一些附庸風雅的文藝活動，而上升不到真正的精神熱愛。

實際上，當一個人真的喜歡文藝的時候，是很樸素單純的，不是做給伴侶和別人看的。這樣的精神伴侶，才真正值得去欣賞、陪伴，甚至耐心地扶持。不然，不如踏踏實實去上班賺錢，履行職責，該幹嘛幹嘛。畢竟物質和精神需要相對平衡，更需要如實與真誠，而不是落於虛榮心的追逐和自我的膨脹。那樣的文藝，是經不起時間考驗的。

靈性伴侶

還有的人更想要一個靈魂伴侶，能在信仰和靈性追求上互相認可，不至於有根本上的衝突，希望把家庭建設成彼此的共修道場，甚至有共同的對生命意義的深度探討和追隨。當然一般情況下，剛剛進入婚姻的人，不會有太強烈的靈性伴侶需求，這是需要時間磨合的。似乎真正的靈性需求是需要從「看山是山、看水是水」的物質世界，到「看山不是山、看水不是水」的精神世界，跌倒之後回頭才發現「看山還是山、

看水還是水」的心靈追求，只能腳踏實地地修行，從接受眼下的生活開始。

繁華過後，更加需要生命終極意義的領悟與修行。他們在物質財富累積上慾望偏低，也更少在浪漫的層面取悅伴侶，買九朵甚至九百九十九朵玫瑰為伴侶過情人節的情況幾乎沒有，他們可能會認為那太過浮華。他也可能買禮物送給你，但同時知道這只是一場浪漫的遊戲。而他們可能更多是在日常中腳踏實地去做，不特意表現什麼，可能很多時候會思考哲學和利益眾生的問題，甚至輕視了家庭義務和責任。

無論修行到什麼程度，一個正在靈性道路上追尋的人，可能會落入一些偏執的修行看法，而脫離真實生活。如果我們是用完美的要求去衡量靈性伴侶，那就更沒辦法過日子了。除非把對方當成自己修行的鏡子與助緣，才能成就一個共修的家庭道場。

實際上靈性伴侶是最難尋求的，除非我們認知到：根本上從來沒有一個完美的靈性伴侶等著我去發現，靈性伴侶是透過彼此日常的「打打殺殺」的訓練，而被對方慢慢磨練成精神的勇士、愛的勇士的。真正的靈魂伴侶，不僅要過生活的關，還要過生死的關，談何容易呢。

現實一點講，如果在你每天需要獨處打坐、練瑜伽、做功課的時候，他沒有在旁邊放搖滾樂，或者僅僅是把電視新聞的聲音調低了點，就已經在顧及和支持你的靈修生活了。

▎基於「我執」的愛

《瑜伽經》說：「我們可以培養專注的力量，消除引起痛苦並阻礙覺悟的障礙。這些障礙是人們痛苦的根源，是無明、我見、執著、憎恨和對生命的貪戀。無明產生出所有其他障礙。」

什麼是無明呢？《瑜伽經》解釋：「把無常、不淨、苦和非我的認同為常、淨、樂、我的，就是無明。」佛教也有相同的哲學：把「無常、苦、無我、不淨」認為是「常、樂、我、淨」，世間一切事物都依循成、住、敗、空的規律，由因緣和合而成，緣來則聚，緣去則散。它的本性就是無常、苦、無我和不淨的。然而我們不明此理，顛倒執著而痛苦。

對於愛，我們難道不是這樣顛倒地認知嗎？我們對待愛的態度，便是因為無明而來的煩惱、我執與貪戀。認為眼下的一切都可以到永遠，我愛的人、愛我的人應該永遠這樣愛下去、相伴下去，擁有的應該永遠屬於我，這便是把本來因緣聚合的無常的事物看作「永恆」。

我們認為應該常處於快樂中，對方只應該順我之意。我們害怕失去，因沒有安全感而受苦。我們處處從自我出發，自私、嫉妒、貪戀、憤怒；我們最害怕孤獨，害怕自己在愛人、家人心中或社會裡失去存在感，於是不斷地表現自我或放縱自我，去尋找和依附承認和讚賞「我」的人。

一次宗薩仁波切與大家分享：「釋迦牟尼佛說，我們應該這樣看待我們的人生，它像一間飯店，人來人往，check in and check out。聽起來很簡單，卻是相當驚人的真諦的教授。因為這就是我們的生活，這就是『短暫』的美妙之處。假如一件事物真的『永恆』地停滯下來，無論多美好，也會發臭。」

《瑜伽經》非常明確地指出，瑜伽需要透過修行與不執來達成。修行就是日復一日地付出努力，以改掉自己不良的習氣，所以是落在自己、改自己，而不是改對方。不執，實際上就是針對「我執」下功夫。基本上我們一直是在對自我的執著之上，尋找和成立自己的愛情、家庭、友情、同事關係，但也因此引來很多的煩惱與苦。

可是，難道修行就是對社會關係的放棄嗎？出離，難道是逃避嗎？相反地，正是在社會關係裡，我們才能更加看清楚自己的「執著」，沒有了他人，就好像沒有了鏡子一樣，我們無法切實地照見自己，反而更容易鞏固自我。所以，與身邊的人和事相處時，如何能夠盡量保持一顆不被干擾的清淨之心呢？最好的辦法就是，減少我們的判斷和比較。

所以在社會關係裡，訓練接受與包容，減少自己的分別心、攀緣心，就是在訓練無我了。因為家庭是最容易把「我執」暴露出來的地方。宗薩仁波切說：「替別人設想可以說是修心的最基本的一個要件，如果你對別人的情況並不留意的話，一般來說會產生很多的痛苦和誤解，在類似的情況下，這些痛苦最後都會發生在你自己身上。」

修心的目的，並不是逃離愛和其帶來的苦，而是在愛的關係裡了解到有貪愛必有苦，有「我執」必有傷害。在我們一路總想去擁有與占有的過程中，覺知與調伏基於「我執」而起的欲念，避免製造苦的因，也就是從苦中解脫的開始。這時，苦已經不是毒藥，而是良醫。它告訴我們：在愛裡，想要獲得，真的需要失去。

如果兩個人可以慢慢共修，一起打坐，那當然是更好了。但是這都需要耐心的影響與陪伴，不可能一蹴而就的。伴侶肯定首先看到了我們透過修行而帶來的生活中的改變，不那麼急躁了，不那麼愛發脾氣了，那些從前折磨對方的缺點確實在一點點改變了，他自然會支持我們的修

行，甚至一起參與進來。

　　所以，無論我們更需要哪一種伴侶，都不是錯；錯是錯在我們什麼都想要。這便是「我執」與貪心帶來的痛苦了。知足的心很珍貴，更看重哪一方面帶給自己的好處，就要同時接受這一方面存在的問題。

　　雖然伴侶可能不喜歡細膩的生活方式，但卻賺錢養家，提供自己更無憂的生活，讓我們更有財力和時間做自己想做的事，這要懂得感謝。

　　即使伴侶在別人眼裡不是成功的事業型男性，可是卻恰好滿足了自己的精神需求與陪伴，很大程度上解決了孤獨無聊的問題，我們也要懂得去欣賞。

　　即使伴侶不是父母眼裡百般依順的賢妻或丈夫，他們本分做人與專注工作的能力也是你需要了解的，我們要懂得肯定。

　　關注自己最看重的與擁有的部分，真心地肯定與欣賞對方，共同修正缺失與不足，建立起相應的平衡。日子便這樣過下去了，不是嗎？知道取捨，便是知足。懂得平衡，就是愛的智慧。

▎愛是落地的哲學

雖然愛因不同的價值觀有不同的境界，但愛並不高深莫測，它是落地的哲學。

觀察我們的父母，他們經歷風風雨雨，若不是彼此磨合與包容，又怎能白首偕老，即使沒有甜言蜜語甚至浪漫可言，即使柴米油鹽吵吵鬧鬧，這過程本身，就是愛。有段時間我總反思自己，儘管嚮往詩與遠方，開始練瑜伽的時候，也還是把修行詩意化，骨子裡還是想脫離現實。

然而越是這樣把修行理想化，越是在現實生活中碰壁。真實的修行，從來不會離開凡常的日子。當我告別那個排斥日常瑣碎、追求詩意與不凡的「仙女」角色後，再次轉過身來，看見自己的父母在沒有大道理可講、全在眼下的平常日子裡本能地想著對方，腳踏實地地生活，這樣樸素的過日子的方式，給了我愛的感動。

記得 2016 年我從斯里蘭卡旅行回來，把帶回來的腰果打開給我爸吃，他說「我不吃」，然後很輕描淡寫地加了一句「等你媽來了再吃」。我媽當時在老家。老爸的話讓我感動也反思，我想：如果是我會這樣做嗎？所以有時候在老人身上可以學到非常多「對方比我重要」的愛的本能。再看看父母對孩子無私的愛，他們最關心的永遠是孩子有沒有吃好飯，別累了，這其實是日常生活裡非常重要的愛的瑜伽課，讓我透過觀察、反思和訓練，一點點去掉自己那「我是中心」的心理。

如果一些抽象概念我們似乎不能夠理解，就去看看我們的父母。他們之間那種樸素的情感，過了一輩子下來，還真的需要訣竅呢，都需要包容對方的缺點並減少自己的任性。如果沒有包容，誰和誰都不可能過

一輩子。最高深的道理，就在每一個普通家庭裡，可以一起歡樂，可以吵架，也可以獨處平靜。那個使我真實地在他面前暴露出所有不堪與弱點、即使犯錯仍然包容我的人，便是愛人。

我父母雖然一輩子吵吵鬧鬧的，只要兩個人同時進廚房就會拌嘴，但現在我把這些當成一種鍋碗瓢盆碰撞的生活幽默。他們的相處方式就是這樣，家裡沒對錯，是包容，但也不是一味地放縱，總有一天對方會感受到的。想要對方改變不良的習慣和某些價值觀，需要耐心的影響和薰陶，而不是命令。這便是訓練我們善巧智慧的地方。

我覺得我們在情人節想收到戀人的玫瑰之前，真的應該為父母留一朵花，或者讓爸爸準備一朵花送給媽媽。今年的情人節，我提醒我爸：「爸，今天是情人節，你要不要送我媽一個禮物？」我爸眨眨眼睛說：「好呀，幫我買個巧克力給你媽。」於是他把口袋裡所有的零錢都掏給我，表達他的誠意。當我爸爸把巧克力送給我媽的時候，媽媽高興地和巧克力沒完沒了地合照，日後一點一點地吃，不捨得吃完。我看見他們攙扶著走過四十年，收一個情人節禮物，吹一支家裡停電備用的蠟燭，覺得裡面有一股真浪漫。日後想起，心裡都是溫暖的。

▍清淨的愛

世間最樸素和包容的愛，我們可以從父母身上領會到。為人父母，在家庭裡，尤其在孩子面前，要注意約束自己的言行。父母身上表達出來的愛的價值觀，會對孩子的未來造成最重要的影響。所以，當自己控制不住情緒，在愛人面前歇斯底里時，注意，你的孩子正在看你，並且耳濡目染。暴躁的家庭不可能教出平和的孩子。自己是孩子最真實的老師。反過來看，孩子更是降生到父母身邊的菩薩。

然而，如果我們有信仰、有靈性地學習與提升意識，我們可能會從老師或師父身上，看到更深的無二無執的愛，他們會打開自己對愛更廣闊和細微的洞察。十幾年來和明一法師學習禪法，我切實感受到師父無情中的有情，他不會和哪個徒弟建立重要的世間情感，但同時又非常慈悲細膩地體恤我們每個人，並給予善巧的禪法指導和生活的幫助。每一個來到他身邊的學生，都會感受到師父對自己的重視與關心，但是一切在師父面前的示好或自我表現都是徒勞的，因為他一視同仁，隨緣說法。他並不是把佛法放在高處講道理，而是落實在最平常的行為裡，行不言之教。看師父怎麼做，就是在學習佛法了。

一個真正的靈性導師，他的慈悲不是做給別人看的，是緣於無我的了悟和對眼下事全然的覺知與承擔。他們的行為、言語裡自然都是對事情本身的應對和隨順。

一個真正的修行者，是在生活的真實情境下做出本來的樣子，而不是營造出一個高高在上和不食人間煙火的形象，供人頂禮膜拜。學生必然因為老師的真實與智慧，而得以動容和反思，進而修正自己。如果自己幸運，可能會被師父罵兩句；受不了師父罵的徒弟，怎麼能成長呢？

所以師父對徒弟的愛，絕非示好之愛，而是嚴厲而清淨的。

與其假裝一個更好的自己，不如把自己全然真實地暴露在師父面前，才可能讓師父清淨的愛照見自己習性中的短鄙，而去慢慢修正。在家庭裡，其實也是可以這樣努力去修為最清淨的愛。我們沒有辦法在愛人面前一直假裝，我們的自我遲早是要露餡的。與其情感上捆綁對方，製造痛苦，不如坦然地做回自己本然的樣子，透過對方的照見，訓練減少自己的執著，從對方的角度出發，回到事情本身去溝通。慢慢在家庭關係中調適自己的心，由煩惱回歸清淨，對方便是自己的老師。

當然很多人尋找老師和尋找戀人一樣，總是想尋找自己理想中的那個完美形象，他不應該有任何錯誤出現，不應該有任何不良嗜好；他應該順服自己，應該對事情胸有成竹，應該在我有困難的時候成為我的避難所。我們基於「我執」去定義老師，所以即使老師以非常真實平凡的本色出現在我們面前，也會因為我們的有色眼鏡而被誤判和錯過。

明一法師說：「你皈依佛教，是依法不依人，你皈依的是佛法，而不是我這個人。」真正厲害的老師，他不會營造一種所謂高於人間的氣氛，矯情的詞語他從來不會講，而是腳踏實地，就在此時此地，應機說法。

老師說話有時甚至會很猛烈，不隨你的意願，打破你的矯揉造作和對老師的依賴與迷信。他們無情，但慈悲。這樣智慧與慈悲的功夫是一天一天實修出來的，是我們現在沒有辦法企及的，但卻給了我們一盞明燈，這種愛非常清靜，無處不在。

他們的慈悲，有時候卻用「不理」的方法示現。可能很多人會被老師的嚴厲無情嚇走，而去尋找那個對自己的「我執」百依百順的老師。當我們特別需要別人的讚美才能把事情做得更好時，明一法師曾和我說

過：「如果你只是誇你的學生，說明你不再想教他了。」

　　真正的自信，不是別人幫你建立起來的。真正的自信，不落入佛法所說的「世間八法」的限制中 —— 希望受到讚美，不希望受到批評；希望得到，不希望失去；希望快樂，不希望痛苦；希望聲名遠播，不希望默默無聞或受到忽視。難道在愛的關係裡，我們不也是因為受限於世間八法而煩惱嗎？沒有真正的自信，就不會理解更廣大而清淨的愛。而當我們不再自卑、不再自大時，就擁有真正的自信了。

　　很多年前我因為煩惱向師父請教，師父說：「你不要忘記，每個人都在覺悟的路上。」聽到這句話，時間好像瞬間停止，我一下子在那時那地釋懷了，直到現在我都記得那個夜晚樓下的林蔭道，我剛好走過幾個垃圾桶旁邊。這個記憶，變成了以後轉煩惱為清淨的機緣。實際上我們希望別人怎樣，覺得別人這不好、那不好，全是出於自己的執著。

　　清淨的愛，是無執無求的，因為不為索取，也就無比自在。你給我，是順其自然；你不給我，也理所應當。一切因為緣起，而緣分就是配額。緣，是條件；分，是額度。額度都是有盡的，不是沒完沒了的。緣來則聚，緣去則散。緣來了隨緣，緣去了不攀緣。一切從自己的真實境遇裡歷練，終究會體會到超越自我的清淨之愛。

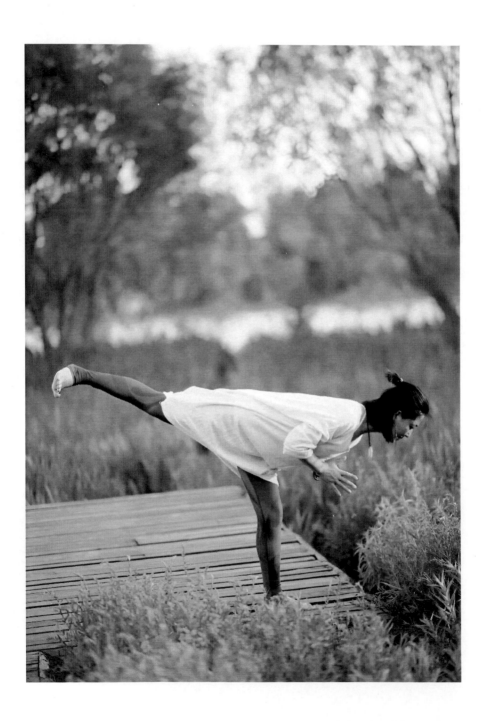

慾望和節制

「愛情像鮮花，它總不開放；慾望像野草，瘋狂地生長。」我非常喜歡的歌手許巍在他 1997 年的一首歌《在別處》裡，這樣坦誠地唱道。這讓每一個努力追求生活意義卻被現實與自己的欲念卡住的人，有一種感同身受的領會與感動。而如今千帆過盡，他的音樂裡更多是對慾望的覺知與昇華，對信仰的信願與踐行。就如同 2018 年他在《只有愛》裡唱道：「當人群漸漸地走遠，我看到天空五色雲彩，我知道這是你的愛，我的心也漸漸地安定。」

每個人都在經歷自己的成長與蛻變，重要的，不是做一個別人眼裡的「好人」，而是勇於真實地看見自己，並面對自己每個階段的問題，深究自己、原諒自己、修正自己，才能夠更多地體恤他人的苦。如果我們不能放過自己，「利益眾生」豈不成了想想而已的概念？

《瑜伽經》說：「對生命的貪戀無論愚人智者皆與生俱有。這是因為人心之中仍留有許多前世生命的死亡體驗之印跡。」實際上我們每個人都很不願意面對與承認的一個問題，便是渴欲。我們每個人與生俱來的慾望，是根源於對生命的貪戀和死亡的恐懼。苦便來自這永不能滿足的慾望和害怕失去的心情。

然而，慾望並不是貶義詞。孩子之所以能出生，是出自父母情慾的渴求和滿足。我們每個人的成長、社會進步和創新改革的背後都是慾望的推動。

在生命的每個階段，慾望會隨著我們對慾望的認知而產生變化。所以，慾望是我們沒有辦法逃避和遮掩的，卻可以透過面對、認知、修行，將慾望節制、提升直至最後的消融。《瑜伽經》說：「當這些障礙

減弱到殘留形式時，就可以透過把心分解成它的最初因而將之摧毀。冥想可以克服以充分發展的形式出現的障礙。」

很多學生問我說：「我越打坐念頭越多，越靜不下來。」也有的學生說：「打坐時沒辦法接受自己很魔性和邪惡的那一面想法，所以就放棄了。」其實這才是冥想真正的意義所在，我們透過坐著不動的約束，更清楚地看見自己的念頭，川流不息；也看見無止境的追逐中，自己深深的疲憊與散亂。如果我們能夠慢慢地「順藤摸瓜」，去找這些念頭的源頭，會發現它們無非來自無明引起的障礙。當我們透過冥想，有一天真的觀照到了這些「靜不下來」的問題根源，就是在解決問題了。

這些由於慾望而產生的痛苦真的可以解決嗎？《瑜伽經》說：「還未到來的痛苦是可以避免的。這種痛苦是因為將經驗者錯誤地認同為被經驗對象。它是可以避免的。」我們多半是從自我出發去理解愛和需要愛，把自己的慾望和執念當作對他人的愛。

在最初的好感與示愛階段，我們每個人身體的本能性慾都會自然出現，也就是對觸感的渴求。在愛慕的人面前，情慾之根變幻出一切的誘惑，於是我們把情慾誤以為「愛」。我們並不真實地了解對方的習性，然而出於自我的需求和渴望，我們把自己設想的完美伴侶的形象都套在了對方身上，錯把身體情慾的需要，當成了愛的全部依託。如果我們透過靈性的修煉建立起對自身冷靜的觀察，我們就會看見自己的情緒欲念仍會出現，但是基於對因果的學習了解和定力的訓練，會更清楚繼續放縱慾念將帶來的苦與傷害，自然會加以控制與避免。要知道，那畢竟不是愛，而是透過修圖軟體加工過的樣子。

隨著新鮮感的慢慢撕開，熱情必然會漸漸退卻，步入現實生活後，雙方開始暴露自己身上的習性和自我，看見不平衡和矛盾，也就有了爭

執與分手的打算。所以這樣的熱戀期大概對每個人來說不超過一兩年，要麼進入婚姻，要麼分手去找下一任的新鮮與刺激，並把它當作尋找愛的勇氣。周而復始，愛情似乎只在不了解彼此的自我時存在，一旦看見對方的「我執」就分手。

當我們無論如何成立起一個家庭，有了道德戒律的良性約束，其實會更容易安靜下來回到生活裡，培養精神的土壤，甚至開始靈修的尋找。不然尋找伴侶來解決孤獨感的渴欲，總難以安寧。生兒育女的責任感、共同生活的家庭也會使兩人對愛的理解從自我延伸至兩者之間，再擴大到兩個家庭之間。這一步步成長本身，就是需要一次次減少我執，才能平靜地履行職責。瑜伽所謂「平靜」的哲學，不是詩意的形容，而是一步步打磨出來的質感。

無論是什麼樣的愛的關係，一旦選擇開始，經過慾望的熱情期而後進入平常的往來，就會發現對彼此的判斷和不滿隨之而來，接著帶給彼此甚至他人很深的傷害，卻也無力自拔。因為我們困在了複雜的因緣鏈條裡，無處可去，只能一步步接受果報，無論是快樂還是憂傷。唯一的出路便是認知到：此刻的苦完全是自己一手造成的，根本怨不得他人，只能接受並反思，而避免造成未來更多的苦。

愛和欲，雖然不完全是同一件事，對於我們卻有點像硬幣的兩面，其實該是一種平衡的依存關係。既然慾望從來不會因為不斷的填充而得到滿足，那麼我們如何讓慾望得以控制，甚至昇華呢？

每個人內心對愛的動機其實都是簡單和純淨的，只不過我們沒有定力與智慧、全面的認知，或經歷並完全克服過事情本身的二元對立。真正的愛是在二元對立之後的融合與接納。瑜伽，就是愛。

秋陽・創巴仁波切說：「對於心的慾望，不去壓抑，不去放縱，便

是根本智。」所以慾望不是要靠壓抑，而是需要節制。節制本身就是忍耐力的雕刻和覺知力的訓練過程。

　　從精神層面來說，節制其實是一種美。為什麼我們喜歡看以前的電影，比如日本導演小津安二郎的電影《秋刀魚之味》、《東京物語》，侯孝賢的《戀戀風塵》、《風櫃來的人》，楊德昌的電影《一一》等等，那種隱忍與適可而止的愛與含蓄，是欲言又止卻飽含深情的。那種愛的控制，會帶給我們對生命更深的領悟與動容。當然在這種節制的情感背後，並不僅是出於道德感的壓抑，還有更深的對於生命無常與苦的領悟與無奈。就如同電影《一一》結尾時，洋洋在婆婆的葬禮上說的一段話：

　　婆婆，對不起，不是我不喜歡跟你講話，只是我覺得我能跟你講的你一定老早就知道了。不然，你就不會每次都叫我「聽話」。就像他們都說你走了，你也沒有告訴我你去了哪裡，所以，我覺得，那一定是我們都知道的地方。婆婆，我不知道的事情太多了，所以，你知道我以後想做什麼嗎？我要去告訴別人他們不知道的事情，給別人看他們看不到的東西。我想，這樣一定天天都很好玩。說不定，有一天，我會發現你到底去了哪裡。到時候，我可不可以跟大家講，找大家一起過來看你呢？婆婆，我好想你，尤其是我看到那個還沒有名字的小表弟，就會想起，你常跟我說你老了。我很想跟他說，我覺得，我也老了……

　　真正的美，總帶有悲傷。可以傳世的文學、藝術、音樂作品，都是因為那部分悲傷之美、節制之美。單憑「放縱」創作不了優秀的文藝作品，也享受不了真正平淡平常和有滋味的充滿愛的生活。放縱只會帶來無聊感、空虛感和不安全感。所以真正美的感受，一定是帶著覺知，需要留白的。

　　《瑜伽經》說：「當一個人不再縱慾時，他便會獲得靈性能量。當一個人不再貪婪時，他就會了解他生存的過去、現在和未來。」依賴性慾的滿足尋找快樂，永遠會讓身心落入無邊的空虛。性高潮的那一剎那，和瑜伽與冥想產生的樂的境界完全是兩碼事。性高潮時，身體氣脈的能量因為欲念的膨脹和觸感的不斷刺激，在海底輪（性輪）瞬間聚合並爆炸，而迎來酒醉般的失去理性與覺知，並帶來火後灰燼一樣的疲憊與虛無感。不注意節制性慾，會使精氣神大量消耗，而損傷了生命元氣，造成根本的健康問題。

　　節制，是一種自律。而沒有自律，談何真正的自由？

　　沒有自由，愛如何可以從苦中解脫？

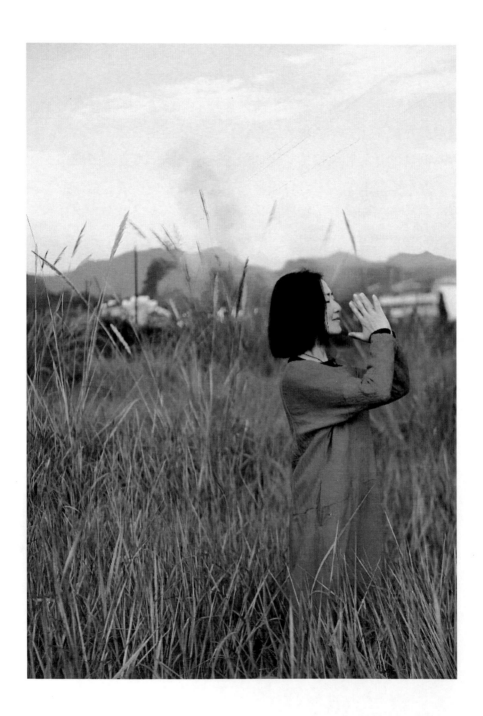

▎愛是一場修行

《瑜伽經》說:「專念於剎那以及剎那在時間中的連續,便能獲得分辨的知識。」當我們在冥想時,便認出這股慾望的背後無非是一個一個念頭的接續,而開始訓練僅僅看著,約束自己不再煽風點火,不去行動,它自然會漸漸過去。我們甚至發現,念頭與念頭之間是有空間的,我們甚至可以全然專注在那個前念已去、後念未起的空間,瞥見瞬間的虛無和念頭慾望的假象存在。此刻,我們將迎來的,不是空虛與寂寞,反而是一種自足與喜悅的獨存感。在那個瞬間,我們甚至與因果的鏈條脫節,而體驗到無可言說的自由。即使只是片刻,也是生命之地前所未有的轉化與提升。

所以,從來沒有絕對的壞事或罪惡。當我們坦誠地認知到性能量的存在,不再貶低與逃避,並透過自律和練習慢慢提升性能量時,它反而透過覺知與日復一日的修行,成為一股溫暖的原動力,拋開身體的陰暗與寒流,而導向靈性的光明與愛。這時,我們對於《瑜伽經》開篇所說的「瑜伽是整合連結」,不僅是知識上的學習了,更是一種真切的生命體驗。

一個真正熱愛與領悟生命真意的人,他的一生,無論生活或工作,或創作的文藝作品,一定是把愛內化與提升的過程。表達愛的方式也由於視角的變化而更加隱含與平靜,沒有轟轟烈烈的分分合合,卻於細膩無言中感知愛的無盡。

這種基於個人卻超越個人的愛的呈現與表達,會讓追隨者不僅得到精神的享受,更會在生命成長修行的過程中,得到教化與薰陶。這時的藝術作品,已經開始與人的靈性教養連結,不僅是自己精神世界的事情

了，更是帶著信、願、行在利他的道路上隨緣而行。瑜伽，是這樣的道途。

我們哪裡都沒走遠，卻腳踏實地地生活在眼前。更願在每個此刻，維護和欣賞心安的寧靜；即使在生命的風口浪尖時，也努力維護動盪中的寧靜與平衡。此時，我們再去觀看路邊的花草、日出日落，再進入哪怕最細碎的日常家事，都會帶有對時光的感激與自足。我們對過去走過的愛恨離別，也無不帶有感恩與祝福。曾經那些深深的傷害，難道不正是此刻的花朵嗎？

成住壞空，盡在愛中。

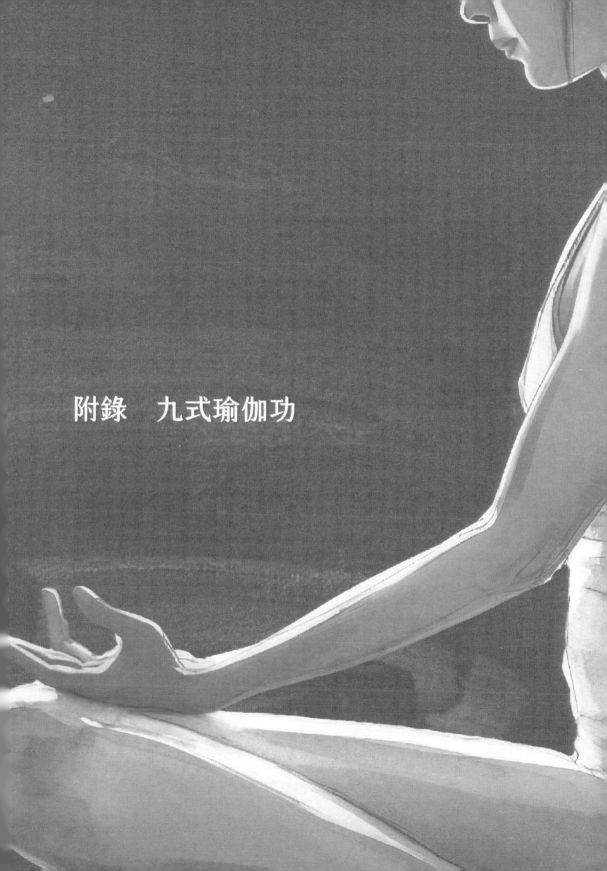

附錄　九式瑜伽功

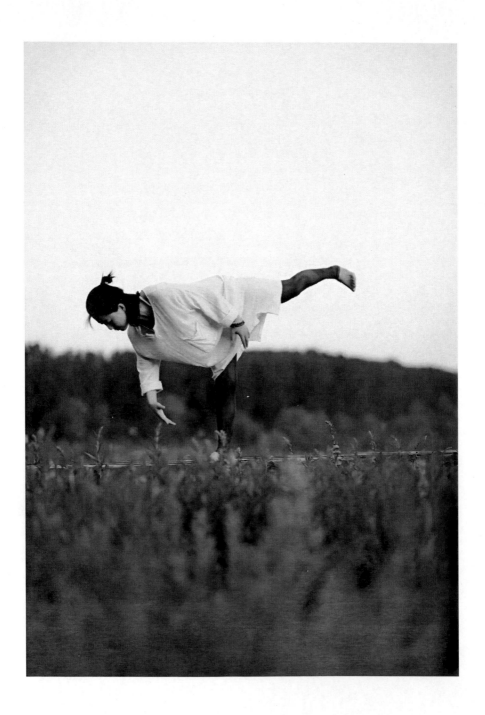

九式瑜伽是禪心瑜伽與冥想流派中的一套簡單易行、效果深入的練習功法，由創始人牟木研發。結合印度傳統瑜伽功與太極內家養生功的傳承，透過九個序列的體位法與呼吸法練習，外伸筋拔骨，塑型減肥，調理腰脊；內平衡氣血，排除溼寒，安神靜心。

練習功效：

九式瑜伽能夠在短時間內平衡身體陰陽，疏通氣脈，使大腦和身體恢復活力。持續練習可以預防和輔助治療頸椎病、腰椎病、五十肩、靜脈曲張等；排除體內溼寒脹氣，使面色紅潤，精神飽滿。對於禪修人群，每天配合練習這套動功，可以幫助疏通氣脈能量，提升體內陽氣，更快達到單盤、雙盤，為深入禪修打好身體基礎。

適合人群：

簡單易學，適合男女老少（尤其久坐人群、冥想禪修人群）隨時隨地作為日常瑜伽動功調理養生練習。

對於高血壓或心臟病患者，有些動作會做簡易變換的提醒。

溫馨提醒：

1　為能讓大家更清晰準確地練習，我們附上了動作圖解，請跟隨老師的引導練習，直觀地熟悉動作要領，再閱讀以下說明深入了解。

2　飯後至少一小時再開始練習。

3　不能面對面指導，所以請大家務必小心，不要過度練習，放鬆而堅持即可。

4　保持每日一組瑜伽練習是最佳的，至少一週三次，會有循序漸進的進步。

▌第一序列：頸部修復

動作要領：

① 選平坦之地，站在墊子或地面上。雙腳分開與胯同寬，腳尖向正前方。微曲膝蓋，低頭看膝蓋，不要超過腳尖，以防膝蓋受力壓迫而緊張。

② 坐胯，尾骨微微卷下來，臀部放鬆，肚臍微微向後推正後方的命門穴，別塌腰。脊柱、背部保持垂直於地面。胸廓放鬆，不要挺胸。雙肩放鬆，雙臂自然垂落兩邊，雙手五指放鬆。

③ 頭頂心向天空微微引領，下巴微收，脖子後側舒展，雙耳放鬆，眉心放鬆，臉放鬆。

④ 覺知呼吸，自然地呼吸，並且觀察呼吸的長度、深度和頻率，全身都放鬆。這樣站五分鐘，或者更長時間。待雙腿漸漸溫熱，頭腦漸漸放鬆。

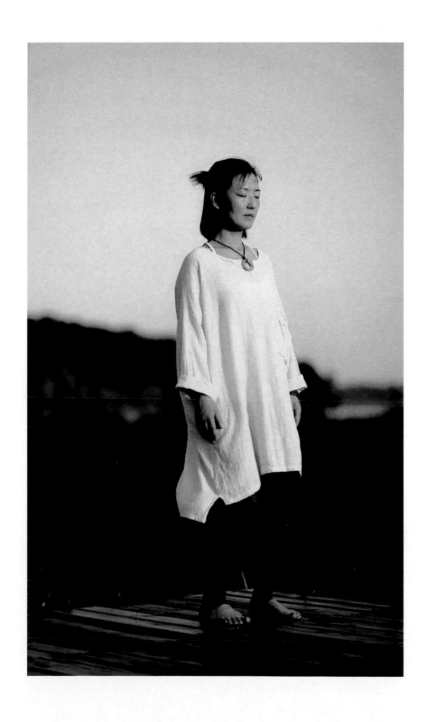

⑤ 在站樁的基礎上（腿累了可以伸直膝蓋），緩緩抬頭，脖子前側舒
展，面向天空，雙眼微閉，感受內在。雙肩放鬆，脖子後側放鬆，
如果脖子後側不舒服，就把頭頂提起來一些。嘴唇微閉，覺知脖子
前側呼吸時的感受，數息 8 ～ 10 次。

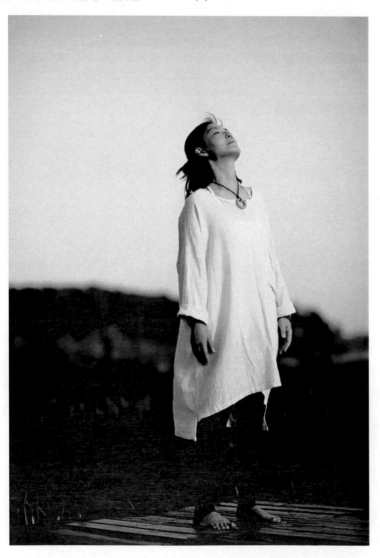

⑥ 而後低頭，下巴接近鎖骨，脖子後側延長，頭頂向前放鬆，雙肩放鬆，覺知脖子後側呼吸時的感受，數息 8-10 次。

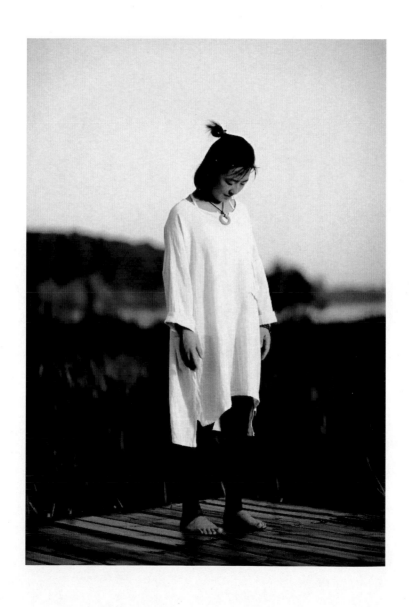

⑦ 而後以頸部下方為核心，用頭頂畫圓，順時針轉 10 圈，然後逆時針轉 10 圈。注意體會轉在每一個角度時，脖子四周肌肉的放鬆和舒展。如果哪裡有僵緊疼痛，慢慢地經過，讓氣血滲透進去。而後回正，放鬆。

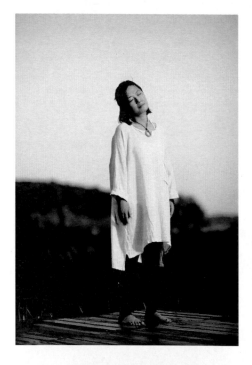 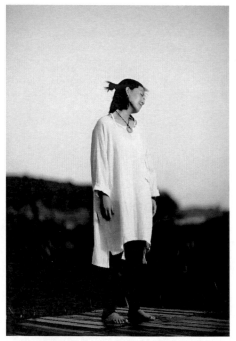

功效：

✧ 放鬆大腦，把活躍在上半身的緊張之氣疏通下來，促進全身氣血循環，身心更快地安靜下來，如果站十分鐘以上，可以排除身體的溼寒脹氣。

✧ 疏通頸部黃金三角區：活動枕骨下方第一頸椎與第二頸椎、大椎穴、肩井穴，排除進入肩頸的風寒。

❖ 疏通頸部黃金三角區兩側遍布的神經系統，減少頭痛、頭脹、頭暈的症狀。放鬆頸部，預防和輔助治療頸椎病。

❖ 長期練習會使頸部修長，凸顯鎖骨與頸部線條的舒展，使氣質挺拔。

▋第二序列：胸肺疏通

動作要領：

① 在站樁的基礎上（腿累了可以伸直膝蓋），伴隨吸氣，雙臂緩慢向
　　兩側平舉，掌心向下，不要太用力伸直，而是像翅膀一樣舒張向兩
　　側，始終感受掌心勞宮穴的舒張，舉起的過程中可以自然呼吸，越
　　慢越好。

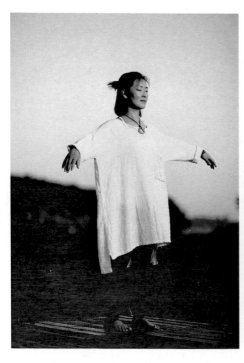
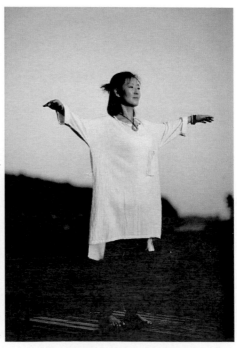

② 伴隨呼氣，雙臂緩緩沉落，感受勞宮穴，雙手五指自然舒張，似乎把掌心的氣息收合回體內。反覆做 5-8 次，而後放鬆。

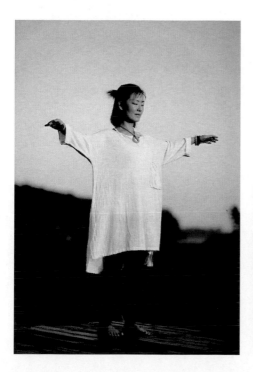 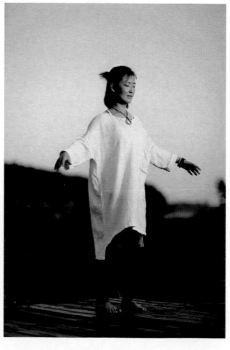

❸ 雙臂再次舒展向兩側，掌心反轉向上，手掌托天，五指自然舒張。把意識放在大拇指指甲蓋外側的少商穴。伴隨呼氣，按壓少商穴盡量向後下方，其他手指自然跟隨；伴隨吸氣手掌轉回向天空。反覆做 8-10 次，感受肩膀、胸廓的變化。

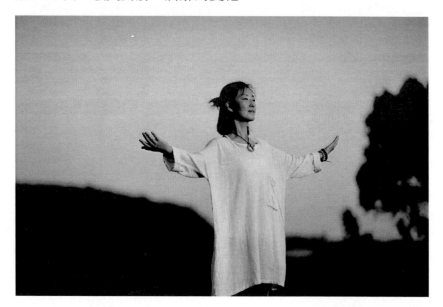

功效：

✧ 減少肩膀、肩胛、上背部的緊張，治療五十肩，袪除肩膀的寒氣溼氣。

✧ 擴展肩膀胸廓，減少駝背、聳肩，雕塑肩膀區域的線條，讓氣質挺拔。

✧ 少商穴是人體肺經最末端的穴位。疏通肺經，清除肺火，減緩咳嗽。

第三序列：腦部放鬆

動作要領：

① 接續前一序列的動作，雙手緩慢向頭頂方向伸展，雙手盡量合十於頭頂，雙肩向下放鬆，別塌腰。吸氣，體會雙臂、側腰肌緩緩舒展向天空；呼氣，體會雙腿、雙腳向大地扎根。保持呼吸 8-10 次。

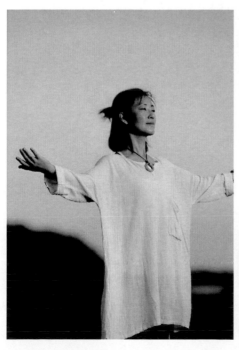 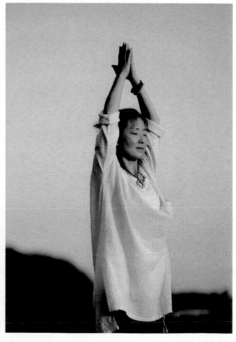

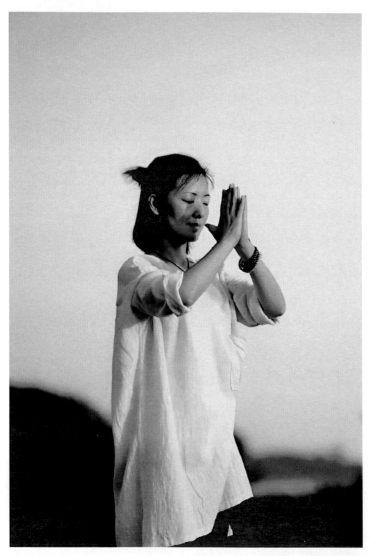

❷ 伴隨呼氣，合十的雙手緩緩沉落，直到大拇指對準鼻下人中穴停
　 住，與鼻子保持一點距離，其他四指向上，自然呼吸，感受用呼氣
　 去觸碰大拇指，意識集中在鼻端，感受呼吸的冷暖長短。保持呼吸
　 8 ～ 10 次。

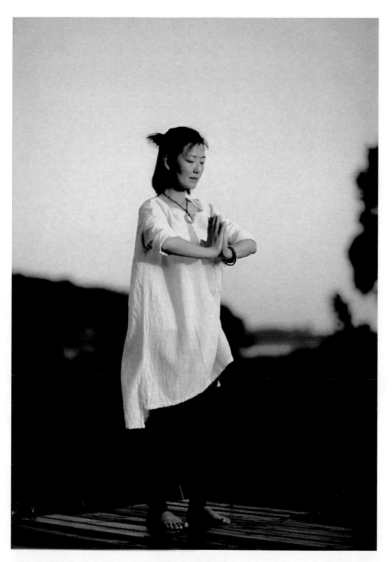

③ 伴隨呼氣，合十的雙手繼續下降，直到大拇指對準膻中穴（雙乳乳頭連線的中點）停住，保持一點距離，不用貼著。雙肩放鬆，左右小臂成一條線，雙掌合緊，大拇指正對膻中穴，其他四指合十向上。停留 3 ～ 5 個呼吸。

④ 伴隨呼氣，轉中指向膻中穴，伴隨吸氣回來，反覆做 8 ～ 10 次，手掌盡量合十。體會前胸後背的舒張和手臂的拉伸。停留五個呼吸，而後雙手向前向下放鬆。

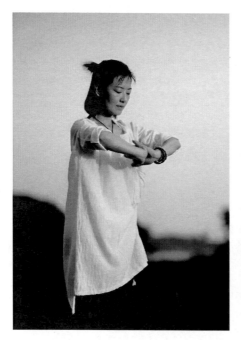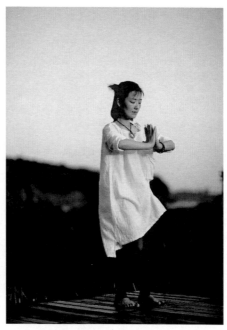

功效：

✧ 調整脊椎的不良姿勢，挺拔背部，平衡體內腺體分泌。

✧ 透過對人中穴的淨化與觀想，醒神開竅，平衡氣血，減少大腦的緊張焦慮，冷靜頭腦。緩解憂鬱症、焦慮症、神經性失眠等慢性病症。減少面部的浮腫散亂，練習專注放鬆。

✧ 透過對膻中穴的淨化與觀想，減少胸悶、喘息氣短的問題；預防乳腺炎、乳腺增生，豐胸美乳；保健心臟，減輕壓力，避免煩躁、胸悶。使人心平氣和，讓心輪的練習帶來內在喜悅的開啟。

第四序列：肩膀調理

動作要領：

① 雙臂再次向兩側舒展，翻轉掌心向上，而後五指扣住，彎曲肘部，
使五指剛好扣在肩井穴上，而後上下彈打肩井穴 50 次。

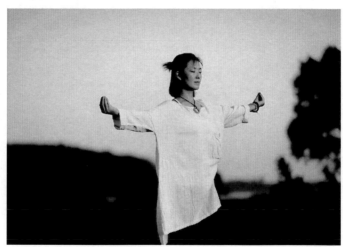

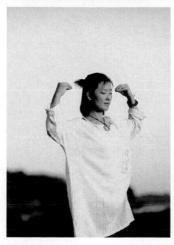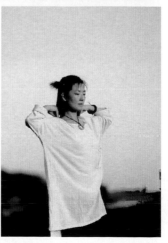

❷ 五指扣肩膀，雙肘放鬆休息片刻。而後雙肘提起，向上、向前、向下、向後環繞。向前向下時呼氣，向後向上時吸氣，向前時雙肘盡量相碰，並體會兩肩胛與上背部的舒展。做 10 圈。

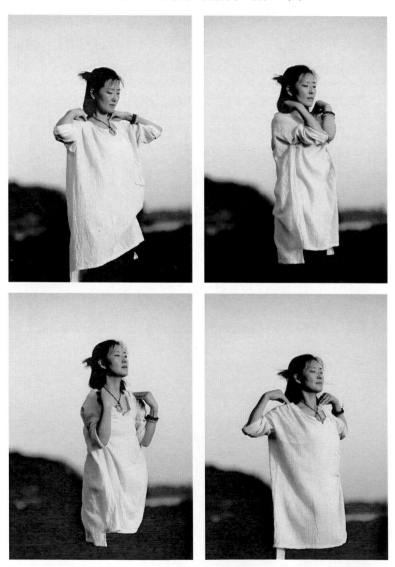

3 手扣肩不動，肘部放鬆。而後反方向做 10 圈。雙肘向前、向上時吸氣，向後、向下時呼氣，向前時雙肘盡量相碰。

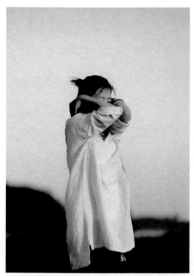

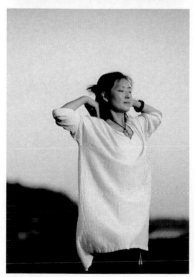

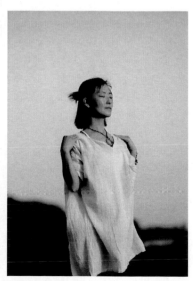

④ 手扣肩不動，肘部放鬆。吸氣，手背頭後相碰；呼氣，大臂貼住身體。反覆 5 次。

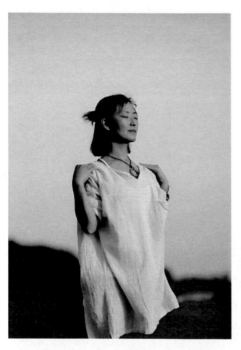 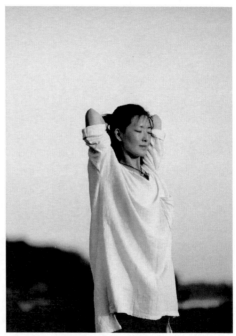

⑤ 接著加上頭頸部和呼吸法：吸氣，手背於腦後相碰，同時低頭眼看腳
尖；呼氣，抬頭眼看前上方的天空，同時張口吐氣，可以把舌頭也盡
量吐出來，發出「哈」的音。重複 5 次。做完後放鬆回站姿休息。

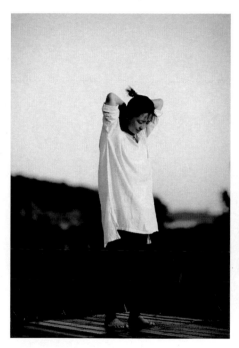 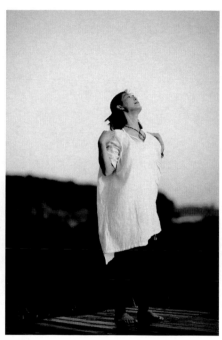

功效：

✧ 減少肩膀、頸椎和上背部的緊繃；治療五十肩，頸椎病；減少駝背、聳肩。

✧ 疏通肩井穴，祛除肩膀的寒氣溼氣，同時放鬆肩膀，清醒大腦，釋放壓力。

✧ 吐故納新，加深胸肺呼吸，吐出肺部濁氣，滋養臟腑。

✧ 擴胸、豐胸。雕塑肩膀、胸廓與上背部的線條。促進臉部血液循環，有很好的美容作用。

第五序列：背部疏通

動作要領：

① 在站樁的基礎上（腿累了可以伸直膝蓋，雙腳累了向前挪一步，換個位置站立），環繞肩膀向前、向上，向後、向下，放鬆幾圈。雙肩向後時，雙手十指交叉相握，落於臀部。

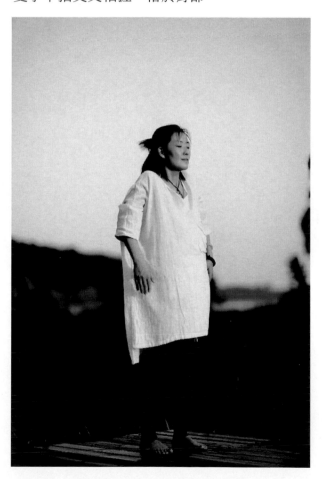

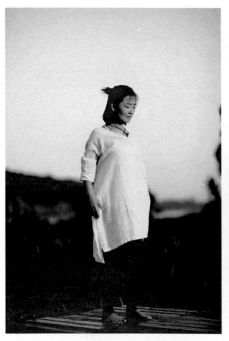 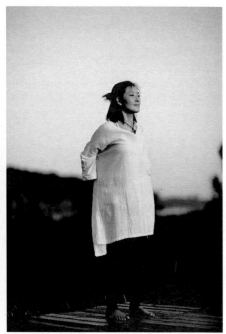

② 吸氣時，雙手緩緩遠離臀部，體會胸椎的擴張，眼睛看向前上方。呼氣時，雙手緩緩落回臀部，背部回歸中正。注意呼吸的細膩緩慢，動作和呼吸配合。反覆做 8 ～ 10 次，而後停在遠離臀部的位置（如果雙臂累了就打開手放鬆向兩側，再交叉握住）。

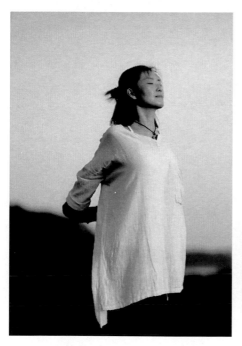 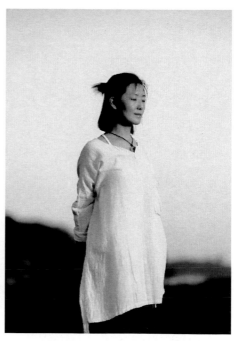

③ 伴隨呼氣，胯部前屈到平行地面的位置停住；吸氣，雙臂在背部延展，頭頂向前，別駝背；呼氣，盡量從腰部舒展雙腿，雙腳牢牢踏地，雙臂盡量遠離背部，體會背部的舒展、雙臂的拉伸。

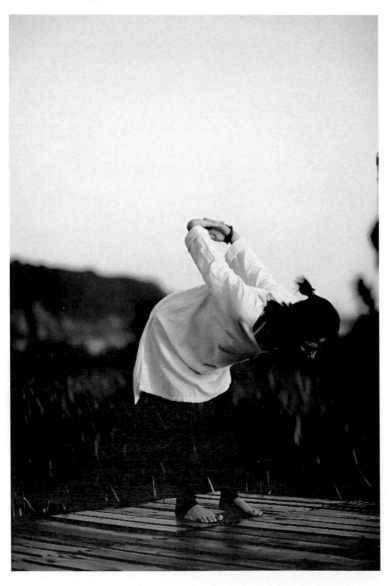

④ 將頭部繼續向下沉向大地的方向，加深背部的舒展。這個動作高血壓、心臟病者不做，停在上一個步驟即可。

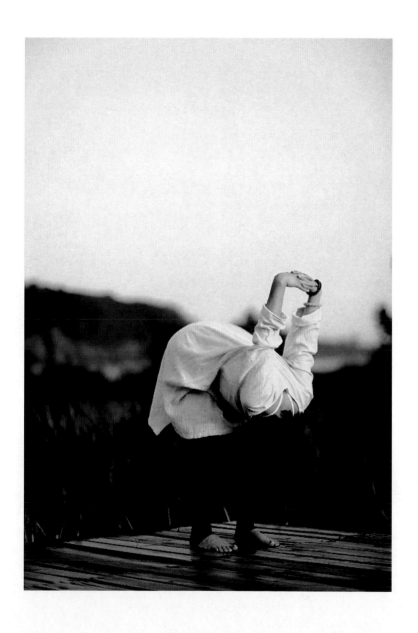

⑤ 8-10 次呼吸後，雙手落向背部，臀部向後下，膝蓋彎曲九十度，像坐板凳一樣，胯部向後抽，尾骨向下卷，別塌腰。雙臂沿身體兩側貼耳而上，雙掌相對，雙肩放鬆。眼睛看膝蓋，別超過腳尖。幻椅式，保持呼吸 5-8 次。

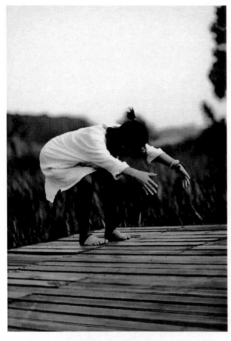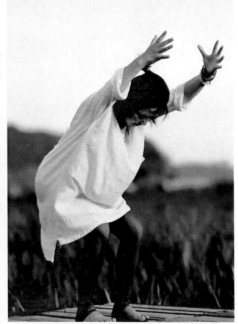

功效：

◇ 舒展胸椎，袪除鬱悶之氣。疏通手臂的三陰三陽經。減少大臂和肩膀的痠痛。

◇ 促進背部血液循環，幫助督脈輸送陽氣，提升精氣神，減少疲勞。

◇ 放鬆神經系統，減少憂鬱焦慮。

✧ 強健腹部器官，靈活髖關節，舒展腰椎，預防和緩解腰椎病。強健大腿力量。

✧ 減少腰部、腿部、臀部脂肪。塑造腰部、腿部、臀部線條。

第六序列：排濁納新

動作要領：

① 雙手交叉，翻掌向上，伴隨吸氣緩緩站起。

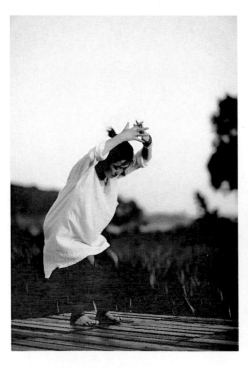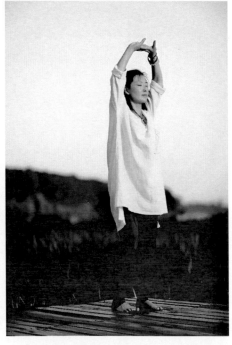

❷ 伴隨呼氣，身體向右上舒展，眼睛從左臂旁看向天空，左腳牢牢踩地。伴隨吸氣，回正。做 5 ～ 8 組。

❸ 伴隨呼氣，換另一側，風吹樹式。回正，放鬆雙臂休息。反覆做 5 ～ 8 組。

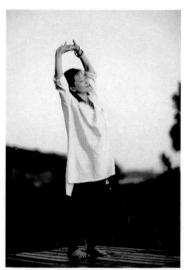

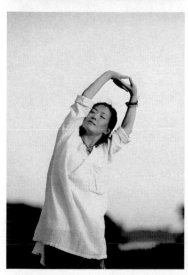 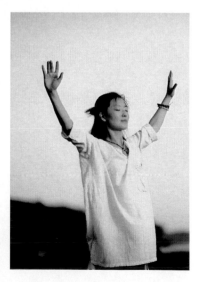

④ 穩定站立，腳尖向正前，雙腳微分。手掌向後。伴隨吸氣，提腳跟
離地，同時，雙肩找雙耳，雙手手掌向後、向上提，別彎曲肘部。
感覺自己提著一口氣，保持整個身體垂直地面。伴隨呼氣，雙腳跟
碰地，同時雙肩完全放鬆，雙手完全舒張向下放鬆。體會全然的放
下。吐故納新，反覆做 10 次。

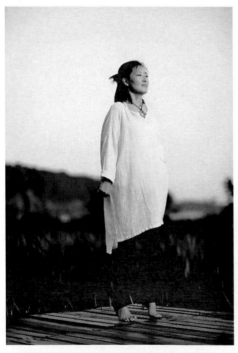
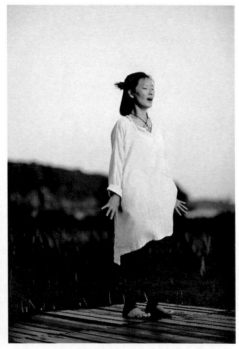

功效：

✧ 風吹樹式，減少腰部脂肪。塑造腰背、手臂線條。釋放壓力，塑造優雅體態。

✧ 吐故納新排拙功：疏通整條中脈，加強排除中脈的淤堵之氣。梳理脊柱，促進腸胃蠕動和消化，治療便祕，幫助排毒。

✧ 清醒大腦，全身放鬆。也幫助全身毛孔舒張，促進血液循環，讓皮膚恢復光澤。

▎第七序列：腰脊梳理

動作要領：

① 坐在墊子上，雙腿伸直向前。臀肌外翻，雙腳腳尖向上，並微微回
　　勾，腳掌舒展。上身垂直地面。將右膝蓋彎曲，右腳踩在左大腿內
　　側，右膝蓋落地，左腿伸直，左腳腳尖向上。吸氣，延展腰身、雙
　　臂向上，伴隨呼氣，前屈身體，手落於小腿兩側。

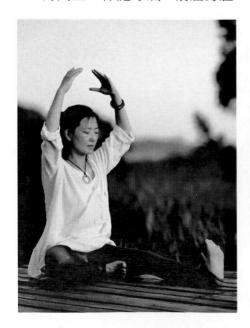 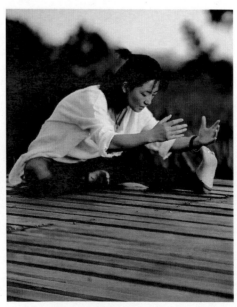

❷ 伴隨吸氣再次延展脊柱背部，伴隨呼氣，加深前屈，手抓住小腿或
腳兩側。雙肩、雙肘放鬆向大地。頭頂放鬆。保持呼吸 8 ～ 10 次。

❸ 放開雙手，肚臍向後推後腰，卷脊自然起身。

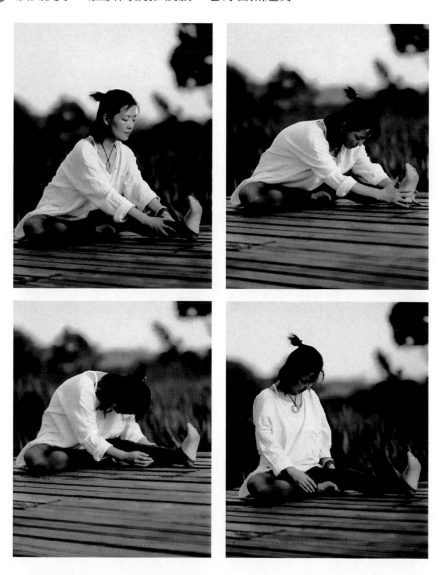

④ 而後將右腳放在左大腿外側的地面，腳掌踩地，右手推右大腿向內合。

⑤ 伴隨吸氣左臂向上延展，伴隨呼氣，左肘頂在右腿外側。

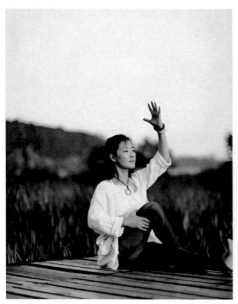 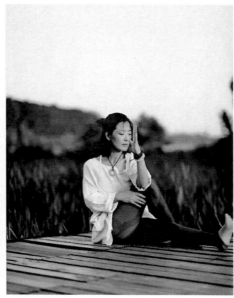

⑥ 伴隨吸氣，右臂向前向上畫圈，伴隨呼氣，右手指自然向後找支
　點，五指扎地，掌心離地。脊柱扭轉功，保持 8-10 次呼吸。

⑦ 而後換另一邊，重複步驟 1-6。

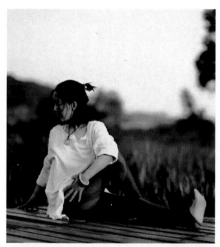

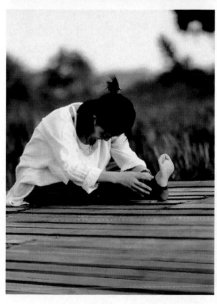
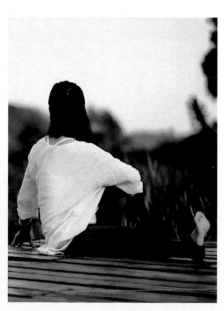

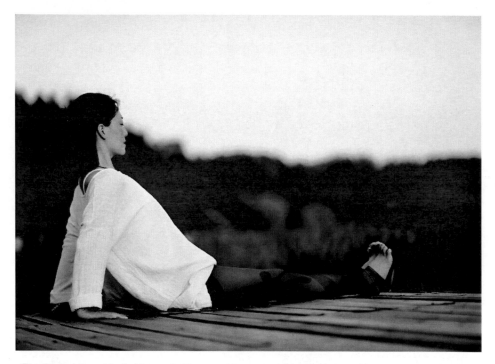

⑧ 做完後，伸直雙腿放鬆。用雙腿膝蓋窩後側（委中穴）拍打地面，
　促進排毒。

功效：

✧ 疏通膀胱經，膀胱經貫通身體上下，是人體排毒的大通道。

✧ 清潔內臟，排除毒素和多餘的熱量。按摩腸道，改善消化系統和
　泌尿系統。

✧ 舒展腿部韌帶、拉伸脊柱、髖部、腿部肌肉。促進背部、腿部血
　液循環。

✧ 緩解疲勞和焦慮，減輕頭痛和失眠症狀。

✧ 減少腰腹部的脂肪，塑造腰部、胸廓的性感線條。

第八序列：胯腿疏通

動作要領：

①　回到坐姿，雙腿併攏。雙手向臀後一掌外按壓地面，指尖向前，五
　　指舒展壓地。雙腳踩在雙膝外側的地面。

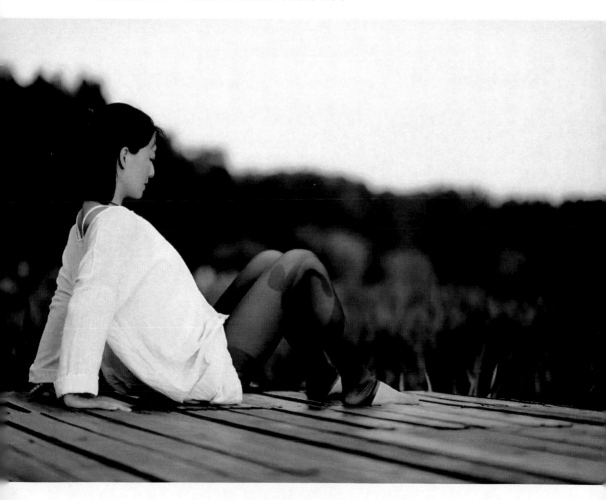

② 臀部離地，將頭部、雙膝向前後舒展，讓身體成為一個桌子。手臂、小腿盡量垂直地面，身體盡量保持平行。桌式，保持呼吸 5 ～ 10 次。

③ 臀部落地，雙腳腳掌在會陰前相合，雙手抓雙腳腳尖，上下活動膝蓋，束角式保持 8 ～ 10 次呼吸。

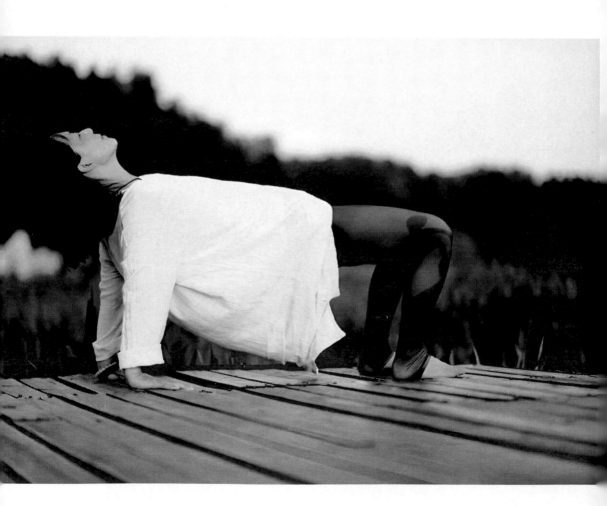

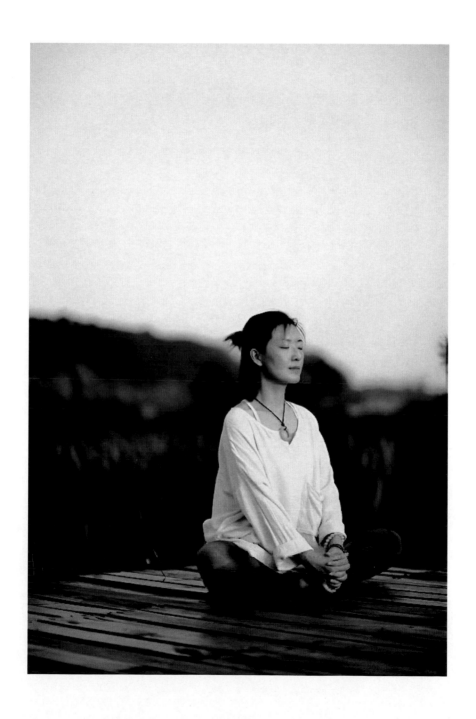

④ 而後雙手抓雙腳腳尖，吸氣，延展脊柱；呼氣，肘部向後彎曲，身體向地面落地。

⑤ 可以的話，把肘部壓在大腿或小腿上，肩膀、背部、頭頂放鬆向地面。幫助自己開胯。束角式前屈，保持 1 ～ 3 分鐘，而後坐回。

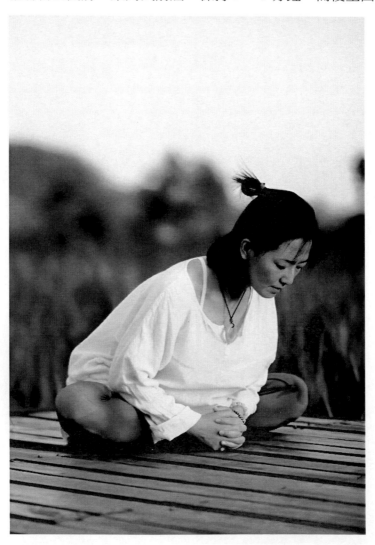

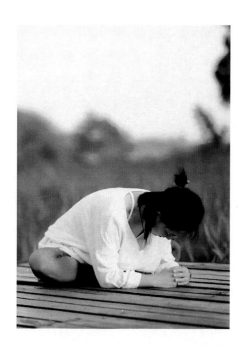

功效：

✧ 打開胯部，伸展髖關節，調整盆腔內的氣血循環。

✧ 強化後背肌肉，消除駝背。強健腿部肌肉，穩定骨骼。梳理脊柱。

✧ 伸展和放鬆兩大腿內側的各條肌肉和腱帶，使這樣的冥想坐姿較容易做。

✧ 束角式幫助打開髖部和腹股溝，減少胯部僵緊，促進冥想坐姿穩定。

✧ 增進腹部、骨盆及背部的血液循環，可使腎臟、前列腺和膀胱保持健康，滋養生殖系統。緩解坐骨神經疼痛以及靜脈曲張。

✧ 維持卵巢健康，改善月經不調，緩解痛經和月經量過多的症狀。

第九序列：腰腹按摩

動作要領：

① 單盤為最佳。雙手扶在雙膝上，輕輕按壓保持穩定。

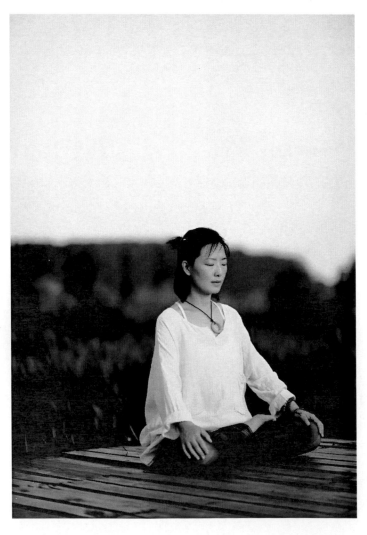

2 身體微前傾，臀部不要離開地面。以腰部為軸，用頭頂心引領上身
　圍繞腰部畫圓。順時針轉 10 圈，逆時針轉 10 圈。

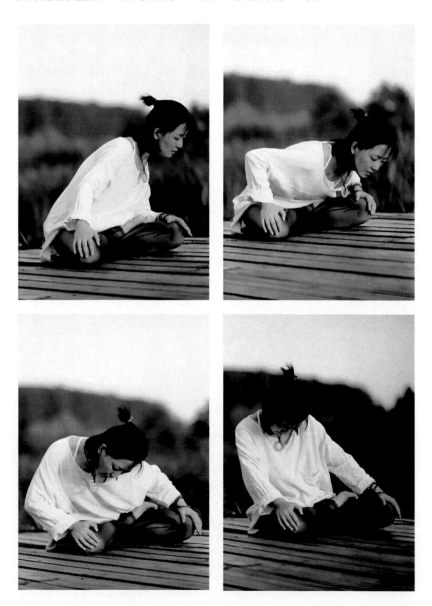

③ 自然呼吸。注意不要仰頭,也不要挺胸、仰身,全身放鬆。體會腹部內的鬆靜,整個身體如同置身大海,意識觀想、五臟六腑隨著全身的放鬆旋轉而得到按摩。節奏緩慢、心情寧靜,微閉眼睛,神情放鬆,如同在大海上享受漂浮。

④ 做完後回正,將雙腿盤雙蓮花狀,困難的話,就單盤或者散盤。

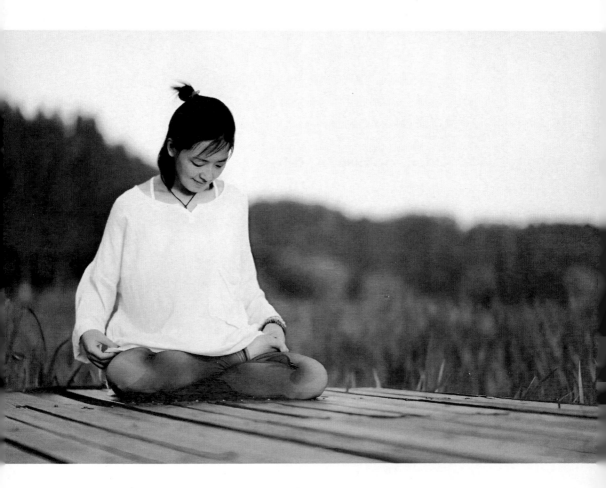

⑤ 雙手拳頭握住，讓拳面在大腿中部的外側一掌處壓地。背部自然向前微微拱起。不要抬頭挺胸，身體不要後仰。

簡易做法：吸氣，拳面推地，讓臀部離地；呼氣，張口吐氣，整個臀部落向大地。注意身體始終保持前卷，保護腰椎不會受傷。反覆10次。

完整做法：雙盤坐姿。吸氣，拳面推地，讓臀部雙腿全部離地；呼氣放鬆手，臀部雙腿落向大地。反覆10次，感受全身毛孔舒張。腿部完全放鬆。

注意：一定不強求練習，循序漸進，雙腿會自然慢慢放鬆。

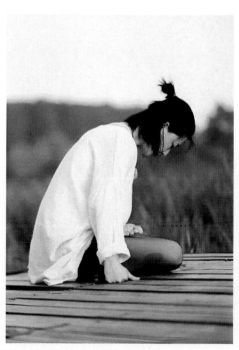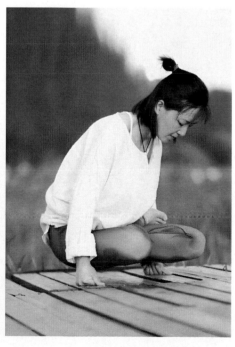

功效：

✧ 靈活腰椎，按摩腰腹，舒展胯部，排除腹部的脹氣與濁氣。按摩腹部器官，促進腸胃消化，緩解便祕，減少腹部脂肪堆積。

✧ 活動脊柱周邊的神經和肌肉群，促進腰背部血液循環。有利於禪坐冥想進入沉靜清明的狀態，是非常好的冥想前的練習功。

✧ 幫助練習者疏通腿部經絡，更快達成單盤、雙盤，進入深入的冥想練習。

✧ 疏通膀胱經，有利於排毒，排除體內溼寒障礙，更快達成久坐穩定與清明。

✧ 改善臉部肌膚。使精氣神飽滿，讓皮膚透亮。

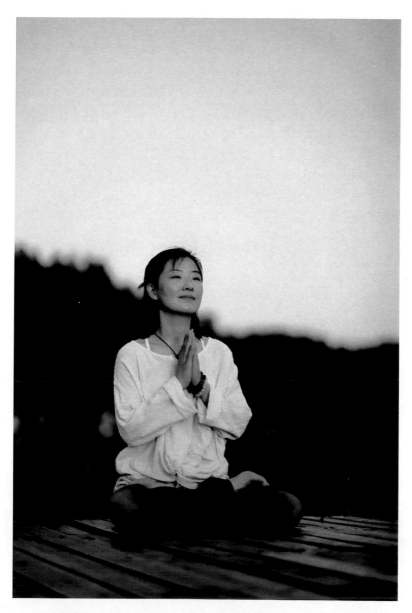

願這套九式瑜伽功，用「溫暖與寧靜」與大家結緣！
Namaste，牟木合十祝福！

越專注，越安寧：瑜伽與冥想，從纏心到禪心

作　　者：牟木

發 行 人：黃振庭

出 版 者：崧燁文化事業有限公司

發 行 者：崧燁文化事業有限公司

E-mail：sonbookservice@gmail.com

粉 絲 頁：https://www.facebook.com/
　　　　　sonbookss/

網　　址：https://sonbook.net/

地　　址：台北市中正區重慶南路一段六十一號八
　　　　　樓 815 室

Rm. 815, 8F., No.61, Sec. 1, Chongqing S. Rd.,
Zhongzheng Dist., Taipei City 100, Taiwan

電　　話：(02)2370-3310

傳　　真：(02)2388-1990

印　　刷：京峯數位服務有限公司

律師顧問：廣華律師事務所 張珮琦律師

定　　價：330 元

發行日期：2023 年 08 月第一版

◎本書以 POD 印製

國家圖書館出版品預行編目資料

越專注，越安寧：瑜伽與冥想，從
纏心到禪心 / 牟木 著 . -- 第一版 .
-- 臺北市：崧燁文化事業有限公司，
2023.08
　面；　公分
POD 版
ISBN 978-626-357-508-0(平裝)
1.CST: 瑜伽 2.CST: 靈修
411.15　112010551

電子書購買

臉書